# 肌力壯了
## 就不老

運動傷害防護員 林冠廷———著

# 運動是防老的不二法門

　　隨著年齡的增加老化將導致肌肉量、骨質密度、葡萄糖耐受性下降、視覺能力變差、平衡能力減弱、心肺功能衰退、免疫能力下降，相對提升了罹患疾病及失能的風險。

　　從研究結果發現高齡者實施阻力訓練能有效地減少肌肉量流失，維持肌力、提升基礎代謝率減少肥胖發生、提升葡萄糖耐受性，減少罹患第二型糖尿病風險、下肢肌耐力提升可以改善血液回流能力以維持及促進心肺耐力功能。

　　林冠廷老師以生動生活化的方式規劃與設計符合日常生活需求，以及簡單有效的訓練動作撰寫本書，讓一般大眾、專業體適能教練及相關高齡者健康促進的照護者提供一本良好的參考書籍，本書能在高齡者運動保健與健康促進上做出貢獻，在此樂於推薦此好書。

國立體育大學 運動保健學系 副教授　林晉利

106 年 6 月 15 日

# 一個熟齡化的社會
# 最需要的是什麼？

　　和冠廷的認識肇因於電台的訪問，當時他是來介紹他的第一本書《肌內效魔法貼》。訪談過程中，我感受到冠廷是個極其用心且認真的青年，雖是為宣傳書而來，但是卻積極地教導聽眾如何做好運動防護；也因這樣的感動，開啟了我和他的緣份。

　　看到了冠廷的真和善，也為了提供聽友正確的運動健身觀念，我規畫了系列專題，邀請冠廷更深入地說明運動傷害及防護的重要性。這一次，冠廷就更傾其所有地提醒呼籲了，不但讓聽眾及我獲益良多，也讓我看到眼前這位年輕人，有多麼喜愛、尊重自己的職業，有多希望將自己所知的專業知識，傳播給一般普羅大眾。

　　在那回系列的專題訪談中，冠廷告訴我，他已經在籌備第二本書了，當時我並不清楚他要寫什麼樣的內容，直到他來和我邀推薦序時，我才知道他這次寫書的主題是——熟齡族的運動。

　　冠廷真是有心呀！現在的台灣已是高齡化的社會，走在

街頭、公園、景點，隨處都可見到銀髮族的蹤影，有些看來很健朗、有些則是需要他人從旁協助，每回看到這樣的畫面，我都希望有人可以告訴這些銀髮族的朋友，該如何去過好自己的生活。

正在惆悵不捨時，沒想到，冠廷就出了這樣的書。一個高齡化的社會，就需要這樣的一本書，告訴熟齡的朋友，該怎麼去保養自己的身體、照顧好自我的健康。

冠廷這本新作中，借用自身經歷的案例，帶出熟齡族最常見的健康問題──**肌少症**。這是少有人去注意的問題（連我自己也是第一次認識到這個症狀），並教導大家如何用運動去增加肌力的強度，讓原本走向老化的身體，重新變回年輕的狀態。

當然，除了運動外，冠廷也在書中提醒大家，人體的老化不是只有肌力的問題，體力、心靈的滿足都很重要，肌力壯了雖然可以看來不老，但心靈的空虛依然會讓人生病。這是我對這本書最認同的地方。

基於對這位年輕人的瞭解與認識，我非常樂意向大家推薦冠廷的新作《肌力壯了就不老》！期望藉由這本書讓更多銀髮可以健康老化，度過有尊嚴且充滿活力的熟齡時光。

資深廣播台主持人 張曉瑩

**自 序**

# 人無法避免邁入老化
# 但能選擇高品質的老

　　高齡化社會是現今每個國家都會面臨的問題，而台灣更是全世界老化速度數一數二快的國家，加速的原因可能是社會福利變好、生活品質提升、醫藥技術日漸發達造成死亡率下降，當然出生率下降也是造成高齡化社會的原因之一。

　　人口老化造成很多的社會現象，其中最令人關注的莫過於「健康問題」和「經濟問題」。本書不談經濟面，而是從健康的角度切入此議題，還是可以發現兩者有很大的關係。

　　例如：一個家庭有一個需要照顧的老人，無論是請看護，或者是由某位家庭成員照顧，都是家庭收入的減少，若是老人家同事併發些重大疾病，那龐大的醫療支出很可能大大影響整個家庭，甚至整個家族。

　　因此，回過頭思考，藉由正確的運動，讓每個人都可以保持健康的身體，其實也是解決「經濟問題」的一個重要的方法！

根據科學研究，三十歲過後，如果一個不運動的人，平均每年肌肉量會下降 1 ～ 2%，一個七十歲的年長者的肌肉量甚至只有三十歲的六成，若是長期臥病在床的人，其肌肉萎縮的程度更是快速，而這就是所謂的「肌少症」。

　　雖然這不是什麼立即致命的疾病，但會讓人容易疲勞、受傷，甚至誇張的一下床踩地就骨折，並且和許多慢性疾病都有關聯，是不能夠忽視的症狀；所以本書不只提到要運動，更強調要進行些許「肌力訓練」，有效促進肌肉生成，確實提升生活品質！（Alfonso J. Cruz-Jentoft 2010）

　　人的老化，不能只看實際的數字，而是要同時間注意身體器官機能，還有心靈的快樂與否。筆者看過許多的長輩，雖然年事已高，但藉著良好的飲食習慣、健康的作息與運動，再加上和諧的人際關係，在老年的生活品質上相當好；其中在人際關係方面，更是補足年長者在心理層面的需求，

他們也需要陪伴、需要有人可以分享事物，甚至需要有舞台展現自己。

　　所以本書藉著二十一個實際的案例，在做運動的同時也鼓勵年長者與另一半、與家人與朋友多多相處，讓心靈健康的同時，更讓身體也一併健康了起來；而本書的模特兒就是最好的例子，因為長期有運動的習慣並且定期參與社交活動，所以即便年近半百了，還是看起來相當年輕，身體也沒有特殊的病痛！

　　其實，大家都知道台灣已經逐步邁入了高齡化的社會，無論是政府或是民間都有很多相關的政策，以及相關服務，甚至有些嗅到商機的投資者也開始往這個產業投入資金、看好前景，筆者覺得其實這是好現象。

　　因為大家開始重視這個問題的嚴重性了，但美中不足的是，大多數的政策或者措施，都是針對已經需要照顧的老人

家所提供的，而較少「預防」相關問題的處理方案，當然這個面向很廣，其中剛好有個健康的部分，筆者希望藉由本身些許的訓練知識提供給大家，提升大家在年事已高的時候，還能有好的生活品質，預防落入「下流老人」的迴圈。

　　寫這本書，要特別感謝文經社主編謝昭儀小姐，當我有些對老人訓練的想法的時候，給我舞台可以盡情發揮；更感謝中國醫藥大學運動醫學系系主任 王慧如老師，在我畢業後依然給我許多的幫助，無論是專業知識層面的幫助，或者是人生上遇到的問題；感謝台中魄瘋體能訓練中心的館長張詩詮先生提供優質場地與專業的訓練動作指導。

　　最後也要感謝一路支持我的家人，特別是我的老婆林亞萱，照顧我們的女兒讓我無後顧之憂的衝刺，真的感覺很窩心，最後感謝我的上帝，因為在人所不能，在神凡事全能。

# CONTENTS 目 次

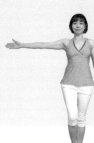

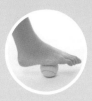

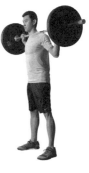

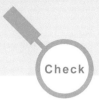

# 檢查看看：
# 自己體能是不是符合標準

　　根據美國《Active Aging》期刊表示，一個健康的老年人還是必須要保有一定程度的肌力、肌耐力、柔軟度、心肺耐力與平衡感等多項體能指標。

　　以下列出 7 個簡單的檢測動作，建議大家可以自己測試看看自己的身體是否符合健康的體能標準！

CHECK

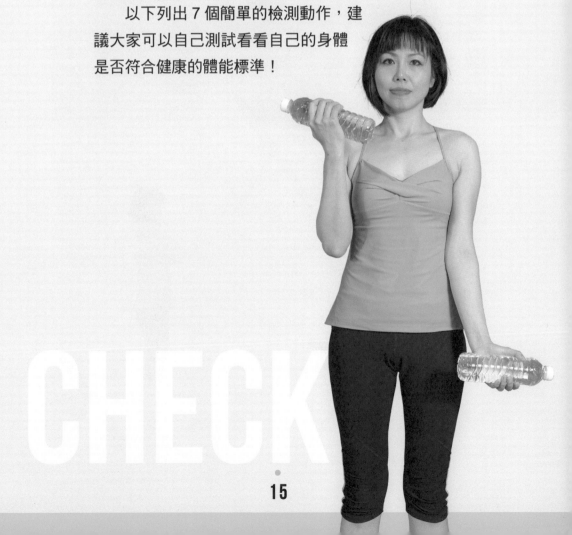

# 30秒從坐到站
## 30-Second Chair Stand

▶▶▶ **雙手交叉抱胸，讓受測者使力從椅子上站起，在 30 秒內重複最多次。**

這是一個相當安全的下肢肌力檢測動作，也可以測試受測者的平衡感。在執行動作時，請雙手交叉置於胸前。

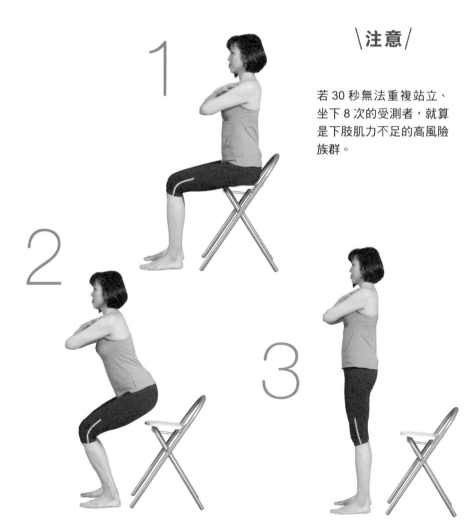

\ 注意 /

若 30 秒無法重複站立、坐下 8 次的受測者，就算是下肢肌力不足的高風險族群。

# 手臂彎舉
## Arm Curl

▶▶▶ **讓受測者坐在椅子上，手舉重物，並在 30 秒內盡力重複最多次的手臂彎舉。**

坐在椅子上手舉一個重物，這是檢測上肢肌力相當簡單又安全的一個方式；測驗時給予女性受測者大約 2.27 公斤的重物，而男性受者則 3.63 公斤。

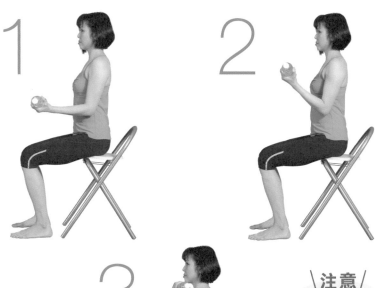

\注意/

若重複次數少於 11 次，則是上肢肌力不足的高風險族群。

# 6分鐘走路
## 6-Minute Walk

▶▶▶ **計算受測者在 6 分鐘內，可以走多遠。**

這是一個安全又簡單的心肺有氧耐力檢測，可以在任何地方
進行，為了容易測量行走距離，建議可以在家附近的校園操
場內進行檢測。

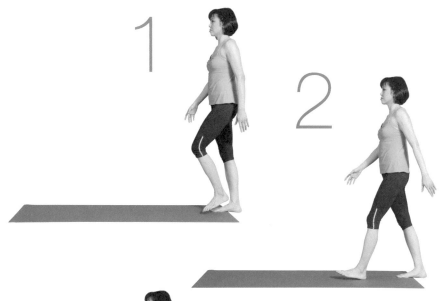

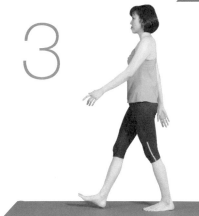

\注意/

若在 6 分鐘之內走不到
320 公尺的受測者，則是
高風險的心肺有氧耐力不
足族群。

18

# 2分鐘登階測試
## 2-Minute Step Test

▶▶▶ **計算受測者在 2 分鐘內最大的登階次數量,每階高度約為 18 公分,執行此檢測時注意旁邊可以有扶手以避免跌倒。**

此為心肺有氧耐力檢測的變化型,當天氣或場地不允許進行 6 分鐘走路時,可以使用此方式檢測。

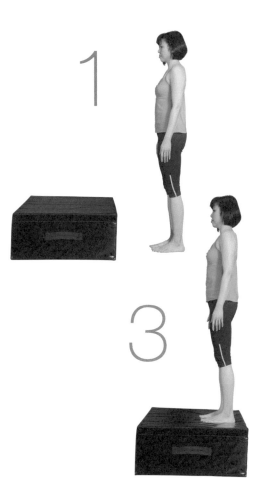
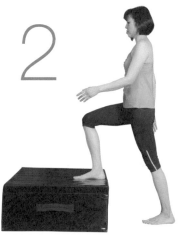

1

2

3

\注意/

若在 2 分鐘之內達不到 65 次登階,則為高風險心肺有氧耐力不足的高風險族群。

# 椅子前彎檢測
## Chair Sit-and-Reach

▶▶▶ 這個動作是利用椅子來檢測下肢柔軟度的動作。做測試時注意膝蓋打直腳尖翹起；需要有旁人協助測量手指指尖與腳尖的距離。

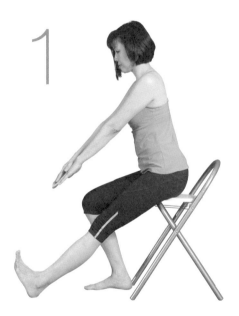

1

\\注意/

若男性測量距離大於 10 公分才能摸到腳尖，或者女性測量距離大於 5 公分，則列為下肢柔軟度不足的高風險族群。

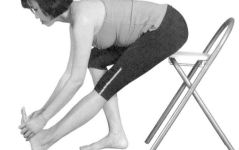

2

# 背部抓握
## Back Scratch

▶▶▶ 此動作可以檢測肩膀柔軟度。一手由上往下彎，
另一手由下往上彎，盡量讓兩手在背部互相碰到
甚至抓握；需要有旁人協助測量雙手之間的距離。

好的肩膀柔軟度對於生活有非常大的影響，例如：梳頭髮、
拿取較高的物品、女性扣內衣等動作，若肩膀柔軟度不好的
人則會受到很大的影響。

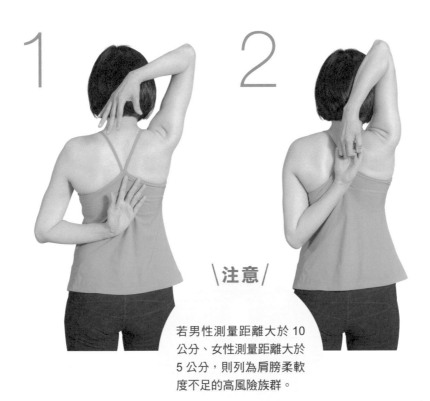

1    2

\注意/

若男性測量距離大於 10
公分、女性測量距離大於
5 公分，則列為肩膀柔軟
度不足的高風險族群。

# 8步反應測驗
## 8-Foot Up-and-Go

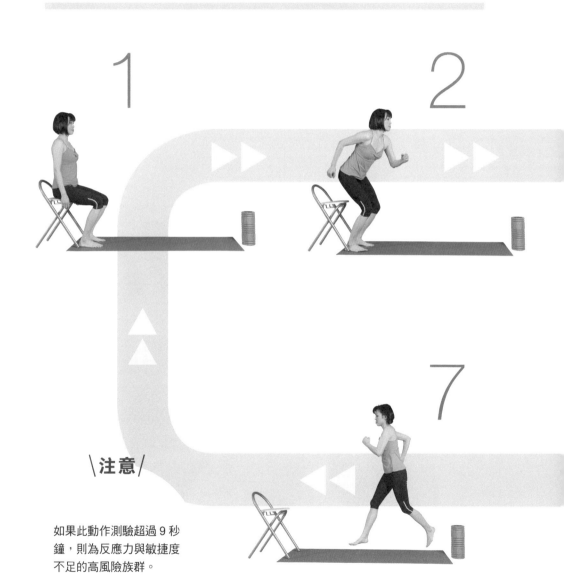

1

2

7

\注意/

如果此動作測驗超過 9 秒
鐘,則為反應力與敏捷度
不足的高風險族群。

22

▶▶▶ 此動作測試受測者的反應、平衡與敏捷能力。讓受測者坐在椅子上,然後起立往前跑約 3 公尺,並折返坐回椅子上。

此動作是模擬生活中具有時間性的動作,例如:接電話、跑到廚房關火爐或上下公車等動作。

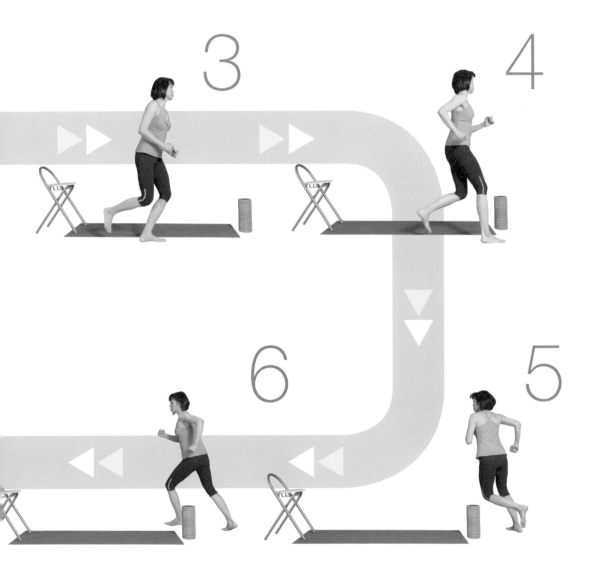

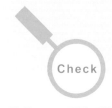

Check

# 對照看看：
# 測驗對照表

　　以下，分別是七種測驗的常模表，此數據是以該年齡層的測驗成績中位數為主，若家中長輩測驗出來的分數比此常模表還要低，則可能需要請教專業的老師或教練，針對不足的體能做補強。

　　但必須強調的是，若沒達到標準，並不是表示受測者很差勁，也不是非常晴天霹靂的事情；這跟我們從小到大所經歷的考試是不一樣的，所以請別過度緊張。這個測驗只是讓你本身或者專業的教練了解，該從什麼角度開始進行體能訓練的補強，並制定與執行最適合你的運動訓練課表，這才是這驗真正的意義。

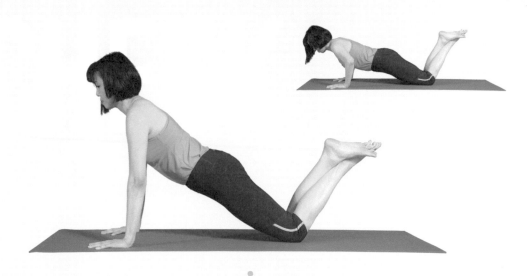

## 男 性

| | 60～64 | 65～69 | 70～74 | 75～79 | 80～84 | 85～89 | 90～94 |
|---|---|---|---|---|---|---|---|
| 30秒從坐到站（次數） | 14～19 | 12～18 | 12～17 | 11～17 | 10～15 | 8～14 | 7～12 |
| 手臂彎舉（次數） | 16～22 | 15～21 | 14～21 | 13～19 | 13～19 | 11～17 | 10～14 |
| 6分鐘走路（公尺） | 558～672 | 512～640 | 498～622 | 430～585 | 407～553 | 347～521 | 279～457 |
| 2分鐘登階測試（次數） | 87～115 | 86～116 | 80～110 | 73～109 | 71～103 | 59～91 | 52～86 |
| 椅子前彎檢測（公分 +/-） | -6.35～+10.16 | -7.62～+7.62 | -8.89～+6.35 | -10.16～+5.08 | -13.97～+3.81 | -13.97～+1.27 | -16.51～+1.27 |
| 背部抓握（公分） | -16.51～+0 | -19.05～-2.54 | -20.32～2.54 | -22.86～5.08 | -24.13～-5.08 | -25.4～7.62 | -26.67～-10.16 |
| 8步反應測驗（秒數） | 5.6～3.8 | 5.7～4.3 | 6.0～4.2 | 7.2～4.6 | 7.6～5.2 | 8.9～5.3 | 10.0～6.2 |

（資料來源：Measuring functional-The Journal on Active Aging）

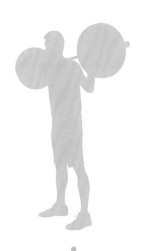

# 女 性

| | 60 ~ 64 | 65 ~ 69 | 70 ~ 74 | 75 ~ 79 | 80 ~ 84 | 85 ~ 89 | 90 ~ 94 |
|---|---|---|---|---|---|---|---|
| 30秒從坐到站（次數） | 12 ~ 17 | 11 ~ 16 | 10 ~ 15 | 10 ~ 15 | 9 ~ 14 | 8 ~ 13 | 4 ~ 11 |
| 手臂彎舉（次數） | 13 ~ 19 | 12 ~ 18 | 12 ~ 17 | 11 ~ 17 | 10 ~ 16 | 10 ~ 15 | 8 ~ 13 |
| 6分鐘走路（公尺） | 498 ~ 604 | 457 ~ 508 | 439 ~ 562 | 393 ~ 535 | 352 ~ 494 | 311 ~ 466 | 251 ~ 402 |
| 2分鐘登階測試（次數） | 45 ~ 107 | 73 ~ 107 | 68 ~ 101 | 68 ~ 100 | 60 ~ 91 | 55 ~ 85 | 44 ~ 72 |
| 椅子前彎檢測（公分 +/-） | -1.27 ~ +12.7 | -1.27 ~ +11.43 | -2.54 ~ +10.16 | -3.81 ~ +8.89 | -5.08 ~ +7.62 | -6.35 ~ +6.35 | -11.43 ~ +2.54 |
| 背部抓握（公分） | -7.62 ~ +3.81 | -8.89 ~ -3.81 | -10.16 ~ 2.54 | -12.7 ~ +1.27 | -13.97 ~ +0 | -17.78 ~ -2.54 | -20.32 ~ -2.54 |
| 8步反應測驗（秒數） | 6 ~ 4.4 | 6.4 ~ 4.8 | 7.1 ~ 4.9 | 7.4 ~ 5.2 | 8.7 ~ 5.7 | 9.6 ~ 6.2 | 11.5 ~ 7.3 |

（資料來源：Measuring functional-The Journal on Active Aging）

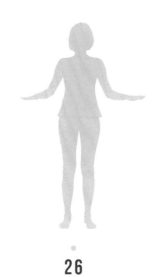

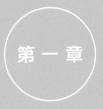

# 第 一 章

# 肌力
# 對熟年族群很重要

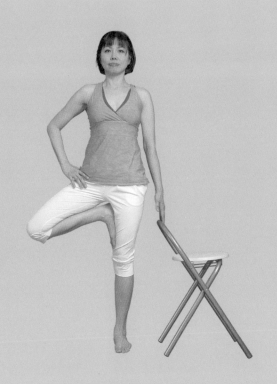

提升自己的肌肉量，讓熟年生活品質大大提升。

# 中老年人的健康
## 從肌力開始

　　這世界已邁入高齡化的社會，台灣更是一個老化速度非常快的國家，根據統計，到了 2025 年台灣每五個人中就有一個人年齡超過六十五歲；其實**老化是一個必然的過程，大家不需要過於害怕，但要如何準備好自己迎接這段過程是非常重要的。**

　　根據國家衛生研究院、中華民國骨質疏鬆症學會、國衛院聯合台大醫院、中國醫藥大學、中山醫學大學及成大醫院等機構組成之「台灣老年人肌少症轉譯研究（Sarcopenia and Translational Aging Research in Taiwan, START）」團隊成果報告，人體內的肌肉，對於我們的身體健康有著無可取代的重要性，其中最重要的三點是：

1. 肌肉是最大的內分泌器官，有助於保持身體年輕。

2. 有足夠量的肌肉，身體燃燒脂肪的效率會提高，可以避免肥胖帶來的疾病（一般肌肉可以比等量的脂肪多燃燒五倍的熱量）。

3. 肌肉流失慢，死亡率相對較低。

## 肌力是熟齡健康的保險絲

但許多民眾會認為，上了年紀的人再做重量訓練，特別是到健身房拿槓片，做些負重訓練很危險；要是一個不小心可能閃到腰，甚至有被槓片壓到骨折的風險。

老了就要認命，那些都是年輕人的專利，一有病痛就乖乖休息別亂動，或者買塊痠痛貼布貼，再不然請醫師開個肌肉鬆弛劑或消炎藥就好了。當然，到坊間請按摩師傅按兩下也是常見的方式

**不過，事實真的是如此嗎？**

其實，**痠痛是身體的一個警訊，告訴你哪邊有些狀況需要解決**，但通常我們選擇把警報器關掉而不是解決問題的源頭，就如同一個耗電量很大的工廠常常跳電，老闆選擇把跳電的保險絲拆了，而不是改善整個電力供應系統，日子久了，很可能會造成無法彌補的傷害，那就來不及了！

事實上，肌力訓練的效益遠比我們認知的還要高出許多！如果有經過專業教練的指導，再加上規律的訓練，疲勞痠痛、

閃到腰，甚至是骨折的風險，遠遠小於那些完全不運動的人，更不用說運動帶來心理上的益處與增進社交的功能，都是一個上了年紀的朋友非常需要的！

感謝現在網路資訊發達，有興趣的朋友不妨上網搜尋有關年長者進行肌力訓練的影片，特別是那些爺爺奶奶扛起不輸年輕人重量的影片，絕對會讓你對於年長者肌力與體能訓練重新改觀，所以我們甚至可以說「**不訓練的風險甚至比訓練還要高**」！

## 肌少症讓你變成「下流老人」

一般人的肌肉量在三十歲左右達到人生高峰，四十歲之後每十年會流失8％，而七十歲之後流失肌肉的速率還會再加速，就會導致所謂的「肌少症」，目前全台灣約有 11 ～ 21 萬的肌少症人口。

而所謂的肌少症主要有六大影響，分別是：

1. 腰桿打不直，時常彎腰駝背

2. 時常有肩頸疼痛、下背痛的症狀。

3. 男性罹患骨質疏鬆的機率提高 3 倍，女性則提高 12.9 倍。

4. 身體平衡控制力變差，容易跌倒，增加骨折風險。

5. 因為肌肉減少導致「基礎代謝率」下降。

6. 糖尿病、高血壓、高血脂與高血糖的發生機率，較無「肌少

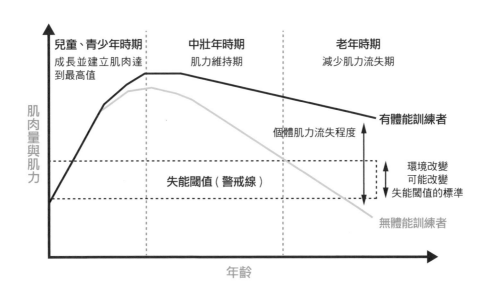

症」的人高出 11 倍。

　　根據學者 Geneva 的研究資料顯示，一般人的肌力大約在二十歲左右達到高峰，然後進入維持期一直到老化開始。而在這個維持期我們可以很明顯發現，若沒有特別的肌力訓練，身體的肌肉量就會掉得非常快，到了六十五歲老化時，甚至會下降到影響生活的狀態。

　　反之，**有做相關肌力訓練的人，即便到了八十歲的年紀，還是可以將自己的身體維持在年輕的狀態**，而這個年輕的身體，不只能夠讓老人家完全打理自己的生活，更可以從事許多社交活動，甚至運動賽事，**對於生活品質的提升與個人的人格尊嚴來說，有著非常大的幫助。**

因為，此時的年紀只是個數字，真正的身體則更加年輕；所以無論如何，訓練肌力不只是讓你看起來漂亮又帥氣，更重要的是能夠有個健康的身體，是避免落入「下流老人」的關鍵。

　　所以，如何安全又有效率的增長自己肌肉就是一個很重要的課題，我希望打破一些相關迷思，讓大家覺得其實肌力訓練是很簡單可以執行的運動，例如：重量訓練是不是年輕人的專利？是不是要練肌力一定要去健身房？是不是只有男生才要練肌力？是不是肌力訓練就會變得跟健美先生一樣？……等等。

　　我希望用平易近人的故事，搭配簡單明確的步驟敘述與動作示範讓每個讀者都能夠輕易地照著書上指示做運動，提升自己的肌肉量，讓老年生活品質大大提升！

# 老化金三角：年齡、心靈、身體

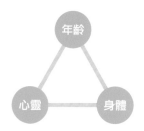

　　一般人對於老化的認知，其實就是年齡的老化，根據內政部對於老年人口的定義，超過六十五歲就是屬於老年人口，但事實上真的是這樣嗎？一般人對於老年人的印象，是否常常需要跑醫院？常常需要別人照顧？是否很固執、無法溝通？

　　其實，年齡只是一個參考依據，許多人明明是屬於中壯年族群，但是因為生活不正常、工作過度勞累，或是飲食等因素，身體已經呈現老化現象。很多的高血壓、糖尿病等原本好發於老年族群疾病，其發病的年齡層也漸漸的往下探。

## 幸福感使人更加健康長壽

　　在此同時，我們又發現許多的老人家七、八十歲了，身體依然硬朗，不只沒有什麼特殊嚴重的疾病，還可以時常的與老友旅遊健步如飛，到底是什麼原因，造成兩者這麼大的區別呢？除了身體器官的問題之外，心靈層面也是一個很大的因素。

　　根據哈佛大學醫學院臨床精神病學教授羅伯威丁格（Robert Waldinger），從他歷經 75 年史上最長的「幸福感」（Happiness）研究當中告訴我們，常參與社交活動的人，生活較快樂的人，通常也比較健康比較長壽，而其腦力相對於其他老人來說，更為健康，記憶力也比較不容易衰退。

　　（http://tedxtaipei.com/articles/what_makes_a_good_life_lessons_from_the_longest_study_on_happiness/ ）

# 為什麼
# 要做肌力運動？

在我們了解缺少肌肉會造成的影響之後，那如果我們不只是有基本的肌力，並藉由運動將自己的肌肉力量加以提升，那對我們的生活會造成什麼好處呢？以下幫大家整理了幾個練肌力的好處，希望能夠幫助大家更加的健康，更能夠提升大家的生活品質。預防勝於治療，希望大家養成良好的運動習慣。

## 避免跌倒

訓練肌力最大的一個好處，就是讓身體更強壯，身體平衡、反應能力、關節活動度與肌肉強度，都相較於一般不運動的人好上許多，所以不只是跌倒的機率相較於不運動的人更低，而且因為肌肉強壯的因素，就算跌倒了其受傷的程度也會比較低，大幅下降需要緊急送醫或者長期臥病在床的狀況

## 降低血壓、減輕心臟負荷

從科學論文中發現，有 70% 的研究顯示：正常人在經過運動訓練前後做血壓的比較，經運動訓練後會降低血壓，血壓在訓練前後之差異在 4 ～ 21mmHg 之間。其原因可能是因為運動會降低胰島素濃度、降低神經對動脈刺激使血管增大、運動使血液循環增加改善血壓，甚至因為心理壓力藉由運動得到抒發，所以可以使血壓下降。

## 保護關節，預防退化性關節炎

人體的關節是由肌肉所控制動作，其連結著肌腱與韌帶，而人體某些關節需要負責承受身體的重量，例如膝關節與脊椎。若是在肌力不足的狀態下，很容易讓關節有多餘的磨損而造成發炎、退化等現象；所以鍛鍊肌力讓身體更加強壯，也可以保護關節避免相關症狀的產生。

## 避免運動傷害

若是身體的肌力不足，對於較大的運動負荷往往吃不消，甚至可能過於逞強而導致受傷；而我們的身體是會越用越強壯的！但是要按照步驟慢慢提升自己的運動強度，不只可以減少腰痠背痛的狀況，更可以減少運動傷害發生的機率，讓我們盡

情地享受運動的樂趣。

## 預防失智症

　　**根據研究指出每週規律地從事二次以上的運動，對失智症與阿茲海默症都有預防作用**，其相對風險下降近六成，而有多種創造性與團隊互動性的運動更能刺激腦部活動，再提升對於失智症的預防效果，所以建議年長者若能與朋友一起運動，就別一個人單獨運動歐！

## 維持良好體態避免肥胖

　　老年人因為代謝下降，導致「中年發福」的例子不勝枚舉，而人體代謝相當重要的關鍵就是肌肉量；相同體積的肌肉與脂肪比較起來，肌肉可以燃燒的熱量高出脂肪十倍以上，對於體態與健康的維持，是相當重要的一個因素。而有越來越多的年長者，因為愛上運動的因素其體態甚至比大部分年輕人都要好，不只身體健康，生活也更有自信了！

## 遠離骨質疏鬆症

　　研究顯示，長期臥病在床的人其骨質密度明顯少於一般正常活動者，更少於有規律運動者；但**不只是運動，更是要做「重量訓練」來刺激身體的骨質增生，與相關生長激素的分泌**，才

**能讓骨質密度做最有效率的提升**，所以如果想增加骨密度的人，做重量訓練的效果會比游泳運動還要好喔！

## 協助控制血糖

規律的運動可使身體更有效的利用胰島素（insulin），有助於血糖的控制，所以**運動是糖尿病患者非常重要的一個治療方式**，同時間運動也能降低血壓，降低壞的膽固醇，提升高好的膽固醇，更可以促進血液循環，對於整個身體的健康有非常好的幫助；對於有糖尿病的人來說，運動可增進加肌肉、肝臟和脂肪等細胞對胰島素的敏感性，在從事幾個月的運動後，甚至可減少胰島素的需要量 20% ～ 40%（Howley & Franks, 2003），所以運動的好處是非常大的。

歐美已經非常多七、八十歲、甚至九十歲的長輩，因為有好的運動習慣，特別是「肌力訓練」，讓他們的身體更加強壯與健康，不只是自己的生活品質提升，更活得有「尊嚴」。

不需要額外請人來照顧他們生活起居，更重要的是對於整個家族的氣氛改善相當大！背後經濟層面的改善也相當大！（因為減少了臥病在床或相關疾病的支出），所以「肌力訓練」！對於長輩來說是非常重要的一個訓練！

# 除了肌力運動之外，
## 這些也少不得

　　說到運動，一般人腦中浮現的圖片通常都是在路上跑步，或者在球場上打球，甚至是在廣場跳舞等，但事實上所謂的運動，指的就是我們身體的任何活動都算，例如：在家中走動、從床上翻身坐起，或者抓握碗筷……，這些都是運動的一種。

## 越怕受傷就越要運動

　　這些活動不一定需要強大的肌肉力量控制，但是必須要有良好的神經控制與反應，如果手部感覺退化，就像帶了個厚重手套拿筆寫字一樣，是很難把字寫好的，這時候就要特別訓練神經動作的控制，也就是所謂的「本體感覺（Proprioception）」的訓練。

　　當我們走在路上不小心踩到一個小坑洞，運動能力良好的

年輕人可以很快速的反應跳開，以免跌倒發生；但如果是一個身體平衡反應沒那麼好的長輩，遇到相同的情況，很可能就是直接跌倒了，但如果他本身肌肉夠強壯、骨骼夠硬，通常拍拍屁股再站起來就沒事了，但如果不是，小則扭傷、拉傷，嚴重甚至骨折腦震盪，這可就得不償失了。（Karinkanta, 2015）

而且根據研究，若是平衡感不好的長輩走路的速度會更低，跨步的長度更短，髖關節、膝關節與踝關節的活動度更小，對於運動能力的提升是有負面的影響（Ko SU et. al. 2016）。而任務導向的平衡訓練，對於糖尿病患者更能夠明顯降低跌倒的風險。（Javeria, 2016）

所謂預防就是最好的治療，如果我們可以藉由運動，訓練本身的反應能力，讓你在危險發生之前就避開它，就可以減少很多後續衍生的問題！**所以，不是怕受傷而不運動，反而是怕受傷才要運動，讓身體更加強壯，才是最根本的解決之道！**

## 營養均衡是大關鍵

另一個很重要的點，就是營養！長輩常常覺得「吃飽就好」，但仔細一看長輩的飲食往往營養不均衡，特別味覺退化的長輩還會吃得非常重口味，導致身體其他器官的衍生問題，所以每天三餐，定時定量，澱粉類、蛋白質類、蔬菜水果類都要均衡的攝取才是健康。

不只是三餐均衡攝取營養，現在坊間很多的健康保健食品也可以配合攝取，以補充完全的營養素，特別是消化吸收不好的長輩們，更是推薦可以使用相關產品，讓身體更加健康

　　有正確的運動在配合均衡且充足的營養，身體狀況通常都會比一般人還要健壯，不容易生病、不容易受傷，也不容易落入所謂的「下流老人」的族群裡面。讓大家老得有尊嚴、有快樂，這才是本書要傳達的宗旨。

# 了解運動的重要之後，
# 下一步就是開始！

　　許多人認為開始運動的第一步，就是買好一套運動裝備。因應科技的進步，現在的運動服裝有相當多的款式與功能，運動鞋也是因應各種不同運動項目與不同的足型步態而有不同的設計，但我建議，其實一開始運動以簡單舒適為主，不需要刻意買太過於專業的運動用品或服飾。

　　等到培養出某些運動的興趣了，再深入去鑽研即可。就像剛開始學開車，先拿家裡的二手老車來開，等到適應了之後再買新車是一樣的道理唷！

　　開始運動之前，針對長輩們，筆者建議先到醫院做個相關的健康檢查，讓專業的醫療人員來評估您自身體能程度，才能安排最適當的運動項目與強度。更重要的是，如此才能用最安全的方式運動，特別是有相關慢性病或關節炎的朋友們，千萬

不可忽略健康檢查的重要喔！

## 就從附近的公園開始吧！

公園是開始運動最好的場所，24 小時開放、全年免費。**只要注意安全性，住家附近的小公園，就是一個非常適合運動的地方**，更重要的事情是，你可以在那邊找到許多愛運動的朋友，無論是愛跳舞的婆婆媽媽，愛跑步的跑團，打太極的社團等；當然你也可以自己一個人就在公園裡動一動，完全不打擾別人也不會被別人打擾，是非常好入門的地點！

## 運動中心是你的好朋友！

想要提升運動效率，運動中心是你的好朋友。一般運動中心都會有專業的教練可以提供專業的諮詢，**建議找有考取老人體適能相關證照的教練，這些教練除了可以教運動之外，更在安全上多一層的保障**，而且你身體健康檢查的相關數據，這類型的教練也可以給你專業的解說，是不二人選。

另外，所謂的肌力訓練，配合正確的使用相關重量訓練器材，才能將效率提升到最大，這並不意味著徒手訓練沒有效，只不過現在很多的健身器材都是根據人體工學所設計，參考相關的人體生物力學與肌動學，在安全的前提下讓使用者可以大大提升訓練效果，所以我們可以付少許的入場費，使用到各式

專業的器材，這也是到運動中心的一大好處

## 跟自己立下約定！

不是明年，也不是明天，就是現在！

既然想要運動了，就要跟自己說好，每天什麼時段是運動時間，任何牴觸的事情，只要不是非常重大，一律以運動為優先；因為若不這樣規定自己，說好的運動可能很難真正做到喔！

# 高品質的老年生活，
# 需要具備怎樣的條件？

其實每個人都會老化，但你準備用什麼樣的狀態面對它呢？經過統計，高品質的老年生活最需要具備的幾個因素：

## 足夠的經濟能力

大家都知道，當身體老化的時候，常常會伴隨一些疾病，而某些疾病會花費大筆金錢，例如：我們熟知的癌症，或者可能需要一些特殊的手術；然後，一個不小心的意外，很可能也會造成家中狀況生變。

最常見的，就是一個跌倒不小心就骨折，如果骨折的地方是骨盆，那除了高風險的手術之外，後續的復健過程也是對家庭很大的考驗。除了本身在年輕時存下少許經濟基礎，可能還需要另外一半，或者子女甚至親戚朋友在經濟上的援助，此時家中狀況很可能就風雲變色，特別是對於一些沒有足夠保險理賠的人而言，更是雪上加霜。

所以我們從源頭做起，讓自己的身體更加健康，如此就可以降低意外發生的風險，也可以降低家族間風雲變色的機率了。

## 健康的身體

　　所謂健康的身體，必須要從很多面向如飲食、生活作息、社交活動與運動等等，各方面向缺一不可，但最主要的重點還是「個人自覺」：要有想讓自己更健康的心態，不然很多的時候，其實還是無法真正改變身體與心理的健康。

## 有人陪伴

　　有人陪伴的影響力是很大的，這人可能是另外一半、可能是家人，也可能就是單純的朋友。但無論如何彼此相處在一起就會提升生活比較多的樂趣，有共同的目標一起去完成，能夠享受需要對方與被對方需要的感覺，而這種人與人之間的互動，能夠很微妙的提升心理的健康程度，更能減少憂鬱症或失智症等相關的心理疾病。

　　除了與人相處很重要以外，另外一點不容忽視的是學會與「自己」相處，能夠真實的認識自己，接納自己並找到自己真正想做的事情。

## 自我實現

　　其實每個人心中都有夢想，但隨著年齡增長，隨著接觸的事情越來越多這夢想也逐漸被埋藏在大腦深處，而退休後正好可以給自己一段時間好好思考有沒有什麼事情是想做但還沒做的，例如：去國外走走、學習烹飪。

　　又或者是重新回到職場上發揮所長，就像《高年級實習生》這部電影一樣，其實中高年齡的人重新回到職場上，也是有特殊的發揮空間，最起碼經驗的傳承，就可以幫助很多新人更順利的與職場接軌，在此同時老年人的心理也會更加健康更加快樂。

# 身體疲勞了，
# 還需要運動嗎？

　　首先，我們可能要先了解身體為什麼會疲勞？除了可能真的工作太累、出門活動了一整天或是很認真運動過後，確實深體會疲累，但大多數的狀況下，真的是這樣嗎？

## 身體的警訊

　　如果你平常身體很健康，不會有過度疲累的狀況，但最近不知道為什麼忽然間很疲累，打不起精神，肌肉無力等症狀，或許有可能是身體生病了，小則感冒發燒，大則可能心血管疾病；甚至是癌症都有可能，請盡速到醫院做進一步的檢查。

## 心血管疾病

　　如果患有心血管疾病，確實會較一般人容易勞累，但只要

按照醫生指示按時服藥，定期回醫院做檢查，再配合適量運動，其實體力會一天比一天好的！

## 貧血

扣除某些先天性因素，長期營養不良是造成貧血的一個常見的原因。特別是年長者常常覺得吃飽即可，所以營養並不是很均衡，除了平時注意飲食均衡定時定量之外，更可以徵詢營養師的建議補充相關的維生素與礦物質，例如：鐵質和維生素$B_{12}$等。

## 糖尿病患者

肌肉無力是糖尿病患者常見的一種現象，而經過研究顯示，適度的運動可以提升糖尿病患者的胰島素敏感度，還有身體的體能，對健康有相當大的幫助。所以，建議糖尿病患者一定要配合專業人士的建議，制定一個專屬於自己的運動處方，才能安全又有效的提升自己健康。

## 肌少症

隨著年齡增長，如果不刻意鍛鍊身體的話，每年肌肉量的下降幅度是很可觀的，而因為肌肉量下降，所以身體的力量也會下降，此時的身體會更容易感到疲勞。可能做沒幾下家事就

開始覺得腰痠背痛，爬沒幾下樓梯就開始覺得腿不行了，此時最有效的解決方式就是運動！

　　當然不是一下子從事高強度的激烈訓練，而是徵詢相關專業人士的評估，從簡單的運動開始做起，逐漸地從低強度運動提升到高強度運動，把肌肉量提升、代謝量提升才能有效的對抗肌少症！

## 你沒病，只是懶得動

　　確實，很久沒運動的人，或者沒有運動習慣的人，忽然間開始動起來，要突破內心的關卡其實是很不容易的，除非自己意識到運動真的非常重要。不然，就是經歷了某些重大事件，例如：因為健康因素進醫院，或者身邊有人因為身體疾病進醫院；再不然就是要藉由外在的力量了，可能是閱讀，可能是家人的鼓勵，或者是朋友的邀請，讓老人家走出戶外，而再一次又一次的運動中找到成就感與認同感，不只身體健康，更重要的是更增添與親朋好友的感情讓心情也健康了起來，是個一舉數得的好結果！

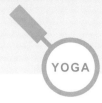

# 年長者也可以做瑜伽——椅子瑜伽

　　年長者運動的最大目的就是希望在未來的每一天可以擁有自主活動能力，並且生活得有尊嚴，動作內容是以本身的需求而設定的，像是老化所帶來的問題：心肺功能與呼吸肌、肌肉退化無力、關節活動度、指令接收度、反應能力等。

　　我們利用家裡都有的椅子當作工具，讓年長者坐著或扶著，安全避免跌倒並且保持血壓穩定外，也能安心的練習體位法來學會控制自己的肌肉，讓身心靈一起成長。

　　以功能性為訓練出發點，將練習融入生活，『瑜伽沒有對或錯，只要安全舒服那就可以是你的瑜伽』。

# 準備動作

▶▶▶ **進行椅子瑜伽時，椅子挑選重點以安全穩定為主。**

· 四隻椅腳堅固穩定、無滾輪。

· 有椅背。

· 高度適中、坐姿時膝關節約 90 度、可雙腳踩地。

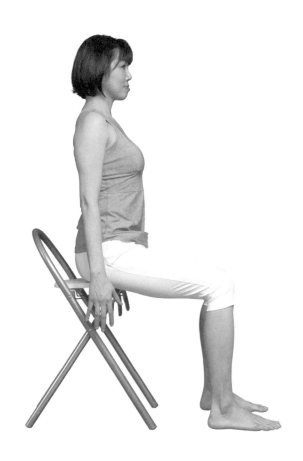

# 山式

▶ ▶ ▶ 進入瑜伽練習的最初姿勢。山式的練習能改善姿
勢及呼吸，並且增加上背部及核心的穩定度

· 可依據身體狀況停留 8 ～ 10 個呼吸。

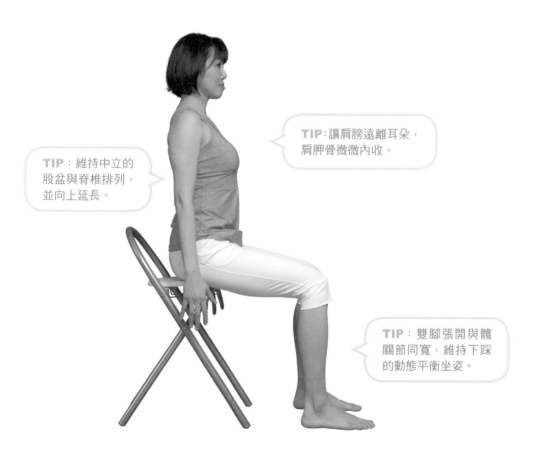

TIP：讓肩膀遠離耳朵，
肩胛骨微微內收。

TIP：維持中立的
股盆與脊椎排列，
並向上延長。

TIP：雙腳張開與髖
關節同寬，維持下踩
的動態平衡坐姿。

# 坐姿飛機式

▶▶ 由山式開始，藉由上半身前傾將身體重心轉移至
腿部，呼吸停留的練習加強背部肌群、臀部及大
腿的力量。

・可依據身體狀況停留 3 ～ 6 個呼吸。重複 1 ～ 3 組。

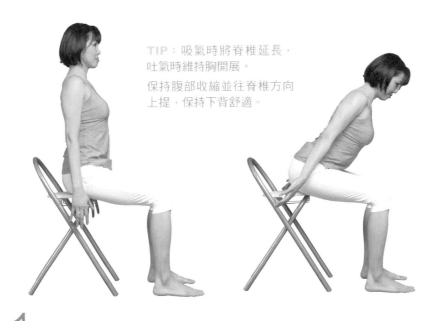

TIP：吸氣時將脊椎延長，
吐氣時維持胸開展。
保持腹部收縮並往脊椎方向
上提，保持下背舒適。

1 從山式開始，穩定坐姿與脊
椎排列，雙腳扎根大地。

TIP：維持雙腳下踩
的力量強化大腿。

2 將上半身前傾，雙手
平行於身體。

# 有支撐的幻椅式

▶ ▶ ▶ **很重要的功能性動作，例如：上下床、坐椅子、上廁所等都是這個姿勢，穩定的練習肌肉控制，對於年長者的日常生活會有很大的幫助。**

· 於暖身：可配合呼吸重複 8 ～ 15 次。
· 於訓練：可依據身體狀況停留 3 ～ 6 個呼吸。重複 1 ～ 3 組。

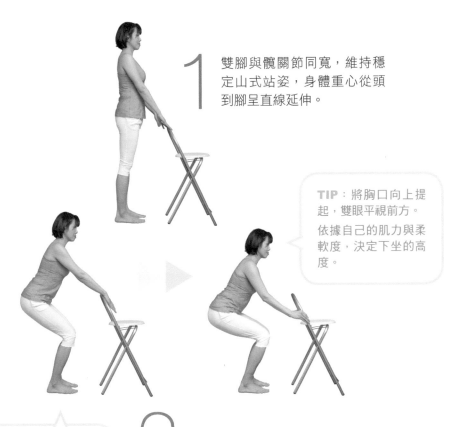

1 雙腳與髖關節同寬，維持穩定山式站姿，身體重心從頭到腳呈直線延伸。

TIP：將胸口向上提起，雙眼平視前方。依據自己的肌力與柔軟度，決定下坐的高度。

TIP：收縮腹肌並且維持股盆中立，以保護下背。

2 吐氣時屈膝並將股盆向後移，像坐椅子一樣，並將腳掌踩穩大地。

# 有支撐的站姿月光花式

1 吸氣，維持髖關節
外展站姿。

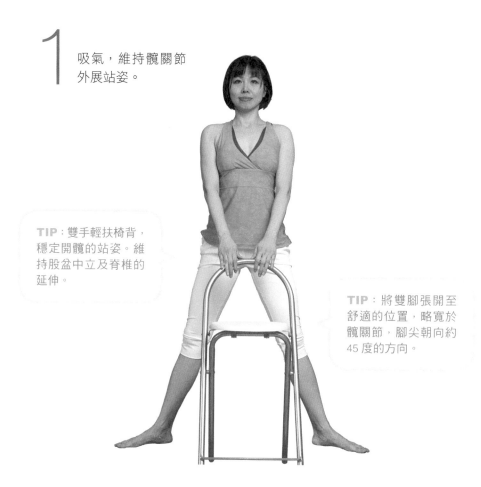

**TIP**：雙手輕扶椅背，
穩定開髖的站姿。維
持股盆中立及脊椎的
延伸。

**TIP**：將雙腳張開至
舒適的位置，略寬於
髖關節，腳尖朝向約
45 度的方向。

▶ ▶ ▶ 坐姿月光花式的進階動作，除了包含坐姿月光花式的練習重點外，此動作重點放在下肢承重的肌力練習，藉由髖外展的動作來強化臀中肌、啟動下背肌群來穩定髖關節，稍稍的提升動作難度。

· 配合呼吸練習 6 ～ 8 次，可重複 1 ～ 5 組。

2 吐氣，收縮臀肌、屈膝並慢慢向下坐。

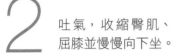

TIP：維持從頭到骨盆的直線，就好像貼在一面牆上一樣的活動。

TIP：吸氣時維持髖外展的站姿。吐氣時收縮臀肌、屈膝並慢慢地向下坐。

TIP：雙腳踩穩、收縮臀部的動作，能將力量上提至髖關節，並且避免膝關節不適。

TIP：膝關節與腳尖同方向並保持膝關節在腳尖後方，維持腳掌向下踩的動態穩定。

依據自己的肌力與柔軟度，決定下坐的高度。

# 單腳站姿平衡

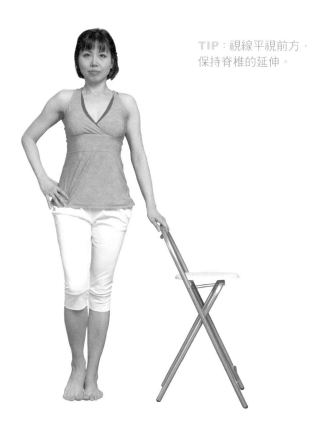

TIP：視線平視前方，
保持脊椎的延伸。

1 從站姿山式開始，手扶椅背、外側腳腳跟
提起並將身體重心轉至內側支撐腳。

▶▶▶ 擁有良好的單腳平衡能力與髖關節穩定能力，可以提供年長者更穩定的走路步態，並且減少跌倒風險。單手或是雙手扶椅背的平衡練習，可讓年長者安全的進行，並作為練習樹式的前導動作。

　．配合呼吸每腳各練習 3 ～ 6 次。

2　可依據能力選擇外側腳的高度：腳尖點地、單腳離地、或是抬至大腿與地面平行。

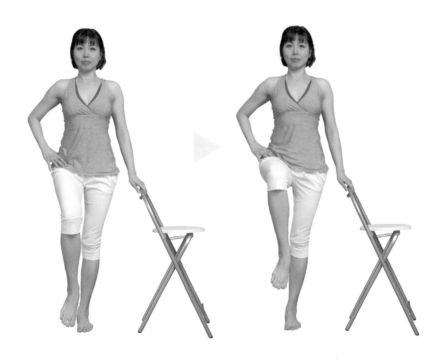

TIP：收縮腹肌，上抬腿維持髖關節水平位置、避免歪斜及下掉。

TIP：支撐腳收縮臀肌、保持髖關節中立並且左右高度一致。

# 有支撐的樹式

▶▶▶ 單腳站立髖外展平衡練習。除了單腳平衡外,良好的髖關節活動度能提升年長者身體在應付環境變化時的能力。

· 依據身體狀況每腳各停留 6 ～ 8 個呼吸。

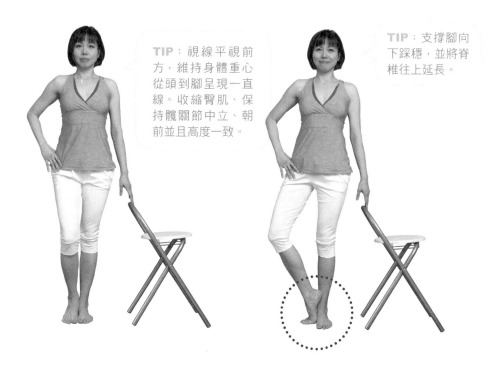

TIP：視線平視前方,維持身體重心從頭到腳呈現一直線。收縮臀肌、保持髖關節中立、朝前並且高度一致。

TIP：支撐腳向下踩穩,並將脊椎往上延長。

1 手扶椅背,外側腳點地並將身體重心放至內側腳。

2 將外側腳髖關節向外張開,並收縮臀肌。腳掌可依據能力放置於內側腳腳踝、小腿或大腿處。

關於樹式：

瑜珈行者假設「我是一棵樹」的換位思考練習。或許在練習中，我們站的不是這麼的穩定，可能還搖搖晃晃的，就像佇立在大自然中的大樹，經歷了風吹雨打，卻仍然努力地扎根並且往上成長。過程中我們只需要穩定自己的心情、讓支撐腳向下踩穩、努力的讓身體往上延伸，搖晃的過程都可以用肌肉穩定回來，並且相信自己是強而有力的，就是最美的樹式。

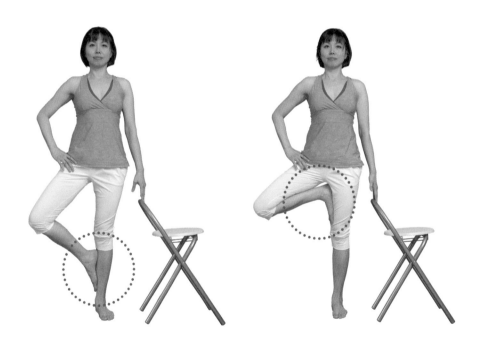

# 手腳協調訓練的樹式

▶▶▶ 加入手腳協調訓練的樹式流動練習，可訓練年長
者對於指令接收與動作執行的能力、動作學習能
力、核心穩定及手腳動作協調能力，更可增加練
習的趣味性及功能性。

· 配合呼吸每邊各練習 3 次。重複 1 ～ 3 組。
（練習頻率比次數更為重要）

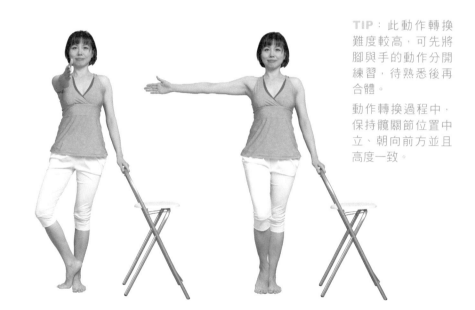

TIP：此動作轉換
難度較高，可先將
腳與手的動作分開
練習，待熟悉後再
合體。

動作轉換過程中，
保持髖關節位置中
立、朝向前方並且
高度一致。

1 從支撐樹式開始將外側腳髖
關節向外張開（膝朝外），並
收縮臀肌。手向前舉起平行
地板，讓手與腳朝不同方向。

TIP：維持站立腳向下
踩臀肌收縮、脊椎向上
延伸的張力。

2 將髖關節回正（膝朝前），
並將手向外張開，同樣讓手
與腳仍然朝不同方向。

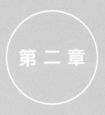

第 二 章

# 輕微運動篇
# 實用肌力訓練

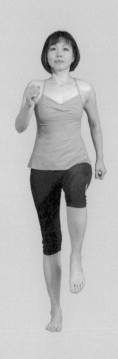

適合平時沒有運動習慣，或者體能狀況不是很強的朋友。

# 簡單的運動，
## 比整天都不運動好太多

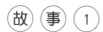

張媽媽今年七十五歲，早已退休，而老伴在幾年前先一步到天堂了。不過，張媽媽身體還算健康，除了有點高血壓外沒什麼特殊疾病，目前自己一個人住在老公寓裡，只有逢年過節，外地的兒孫回家才會稍微熱鬧些。

張媽媽不算富裕但靠著政府的老人津貼與一點點的積蓄，生活還算過得去；隨著年紀越來越大，背越來越打不直，想要抬腿走路卻也抬不高，連基本做家事的手也越來越不靈光，上個月藉由隔壁王太太的推薦，早上 6 點鐘到家附近的公園和一群「老朋友」一起運動，不只身體變健康了，更重要的是，因為多認識了幾個朋友，心情也變開朗了！

# 原地踏步

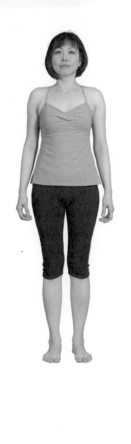

**1** 原地站好。

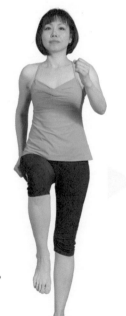
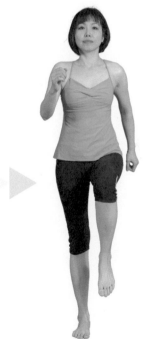

**2** 輕鬆踏步 30 秒。

 **重複** 原地踏步 30 秒為一組，做 3 組。若怕跌倒可扶著堅固物踏步。

訓 練 ②
## 抬膝碰手

> **注意** 做怕跌倒可以先扶著堅固扶手，做完單邊抬腿運動，再換另外一腿做運動。

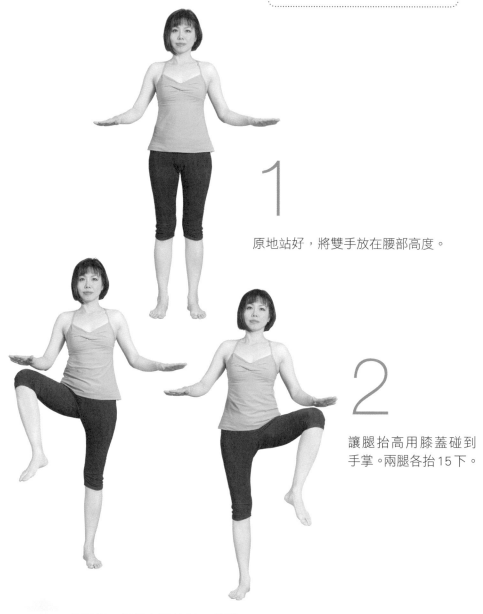

**1**

原地站好，將雙手放在腰部高度。

**2**

讓腿抬高用膝蓋碰到手掌。兩腿各抬 15 下。

做三組，每組中間休息 3 分鐘。

# 方塊踏步運動

預備　這是一種任務導向的平衡訓練，能降低跌倒的風險。可利用家中磁磚、巧拼或直接貼上有顏色膠帶畫出方格，並在每排方格標出 123。準備運動的長者站在方格一端。

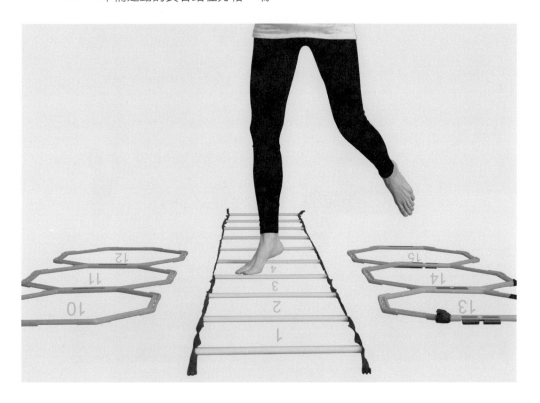

長者開始往前踏步的時候，旁人給予數字指示。例如：
踏 1、3，踏 3、2 等等，一直喊直到走完整個走道。

　此運動並沒有特定要做幾次，主要是增加遊戲趣味並提升反應與認知能力，可視個人情況做次數上調整。

# 登階運動

預備 找一個堅固箱子,確保不會移動也不會滑倒。若是怕跌倒,
可將箱子放在有扶手的地方,或者旁邊有人確保安全。

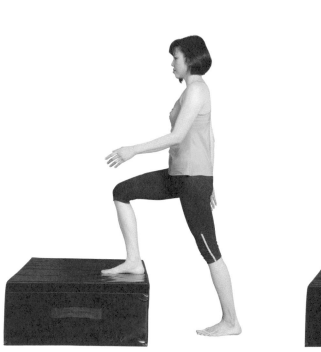

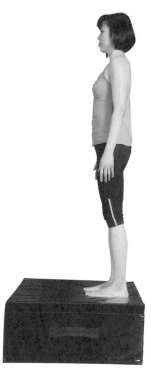

## 1
先伸右腳踩上階梯,再伸左腳踩上階梯。

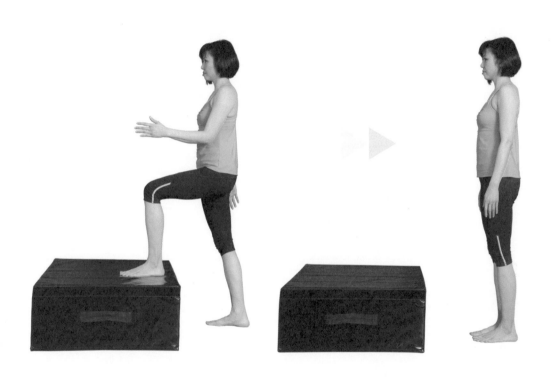

2 先伸右腳往後踩下階梯,再伸左腳往後踩
下階梯(若是怕跌倒可以往前下階梯)。

 雙腳各上下階梯算一次,做 10 次,共三組,每組中間休息 3 分鐘。

# 老年人的健康不只在身體上，更在心靈上

　　根據聯合國定義，只要六十五歲以上的人口佔總人口的 7% 以上，就是所謂的高齡化社會；而台灣從 1993 年就已經成為高齡化社會國家，根據行政院經建會預估 2018 年老年人口會高達 14%，2025 年會超過 20%，也就是每 5 人當中就有 1 人是老年人。

## 台灣是個老人社會

　　根據衛福部〈2013 年老人狀況調查報告〉與台灣大學人口與性別研究中心《人口學刊》第 41 期〈台灣老人憂鬱狀態變化及其影響因子〉指出其實孤單的老人是非常需要被重視的一個族群，其中台灣地區每 9 個老年人就有 1 位是獨居老人。

　　根據性別區分，男性老人獨居比例大約是 25%，而女性更是高達 50% 是獨居；所有的老人有 25% 是足不出戶的族群，可能是任何個人因素也可能是因為行動不便；更有高達 50% 的老年人口是不參加社交活動的。

## 多參與社交活動，遠離憂鬱症

　　其實社交活動對於心靈健康佔有非常大的影響力，根據研究，社交活動可以確實減少憂鬱症的發生機率，特別是目前台灣老年人口每 8 人就有 1 人有憂鬱症傾向；台灣老年人的自殺率甚至高過英國與美國近一倍；有 20% 的老年人時常感覺孤獨、或悲哀等負面情緒。所以，走出戶外吧！這可能是最有效的良藥之一。

# 重量訓練強化全身肌力，
# 就不怕跌倒

TIP：開過刀或膝蓋較不好的朋友可向專業人士詢問使用護膝來保護膝蓋。

　　住在美國的約翰是位六十二歲的退休醫師，年輕的時候熱愛運動，跑步、籃球、足球等運動都玩，但也因為如此，導致膝蓋開過三次刀，隨著年紀增長也有退化性膝關節炎的情況產生，雖然不能做跑步與跳躍運動，但也藉著騎腳踏車維持身體一定的體能，更重要的是，約翰每週固定去五天的健身房做肌力訓練，身體非常的健康！

　　之前，在路上不小心被冒失的路人撞倒，也是拍拍褲子就站起來，絲毫沒有任何受傷。約翰說：「有良好的運動習慣比吃再多的藥都重要，肌力訓練讓我更健康，更有體力！誰說老了就只能在家不能亂跑？誰說老了就必須一直跑醫院？有健康的身體讓我帶著老婆想去哪就去哪！」

訓 練 1

# 水瓶二頭肌訓練

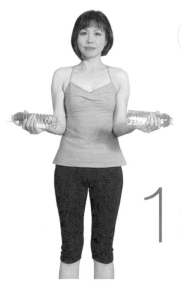

預備 雙手各拿一瓶 600ml 礦泉水瓶，
裝入適量的水。

1 雙腳與肩同寬的站在一個平穩的
地面上，保持呼吸平穩。

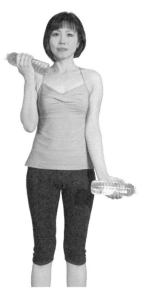

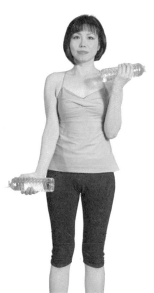

2 輪流地彎曲手肘將水
瓶舉起，一手做 12 下。

 做三組，每組中間休息 3 分鐘。

訓 練 ②
# 跪姿伏地挺身

注意 核心的力量與控制能力對
於人體平衡是很重要的一環,所
以預防跌倒可不能忽視核心肌力
的訓練喔!。

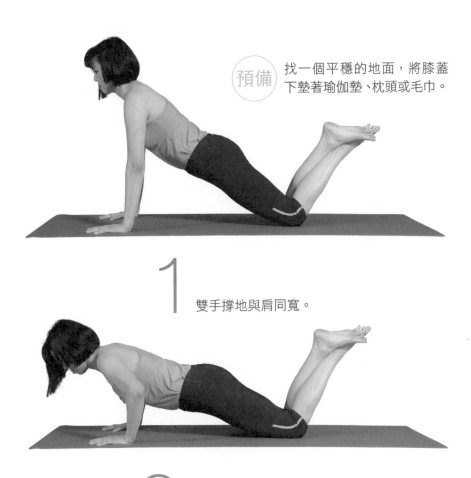

預備 找一個平穩的地面,將膝蓋
下墊著瑜伽墊、枕頭或毛巾。

1 雙手撐地與肩同寬。

2 彎曲手肘做伏地挺身,同
時保持上半身平穩。

重複 做 12 下,做三組,每組中間休息 3 分鐘。

## 訓 練 ③
# 靠牆深蹲

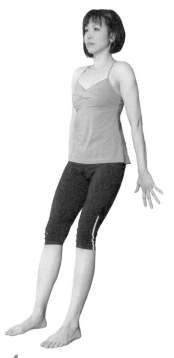

預備 找一個牆壁，並注意地面平穩避免滑倒，必要時可以穿上運動鞋。

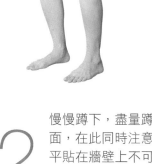

**1** 背靠牆壁，腳往前跨一步。

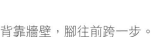

注意 若是膝關節或髖關節有受傷或病痛的，需要先諮詢醫師看是否可以做此動作。年長者在做此動作時，旁邊需要有人陪伴以避免跌倒。

**2** 慢慢蹲下，盡量蹲到大腿平行地面，在此同時注意整個背部都是平貼在牆壁上不可懸空，為了避免膝蓋壓力過大，注意膝蓋不超過腳尖。

重複 維持此動作 30 秒，可做三次，每次中間休息 3 分鐘；若是感覺到自己體能狀況良好，可以增加秒數到 40 秒、60 秒，甚至是 120 秒。

72

# 困擾許多人的肩膀殺手！

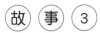

故 事 ③

　　五十歲的林先生是專業的水電工頭，有著超過 30 年的水電裝修經驗，時常需要抬頭舉手裝修天花板上的電線與電燈，三個月前開始感覺到肩膀有些不舒服，原本以為只是工作比較忙碌需要多休息，直到這兩個禮拜疼痛加劇，甚至手都舉不起來，活動度受到了很大的限制。

　　不只使林先生無法工作，更大大影響林先生的生活作息，想要好好穿衣服都是非常艱鉅的任務，求診醫師過後，判斷有五十肩的可能，為了避免惡化；林先生透過醫師處方服用些藥物再加上物理治療與復健運動後，現在狀況已經大大好轉了！

# 鐘擺運動

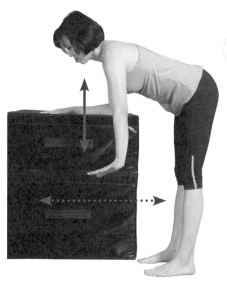

預備　找一個堅固的桌子或床緣，將身體健康的那一側趴上去，保留不舒服的肩膀懸空。

1　讓懸空的肩膀做前後擺動 10 次。讓懸空的肩膀做左右擺動 10 次。

2　讓懸空的肩膀做順時針與逆時針旋轉各 10 次。

注意　此運動的擺動角度以無痛範圍為根據，如果疼痛減少才可以把運動範圍加大。建議有肩膀問題的人可以嘗試做此運動提升關節活動度。

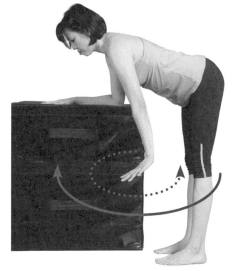

 重複步驟 1 2，做三組，每組中間可休息 3 分鐘。

預備 找一面牆壁，將肩膀不適的手碰觸牆壁。

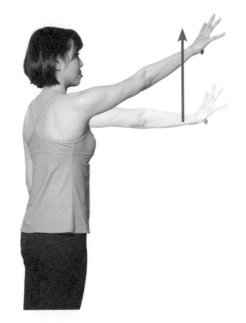

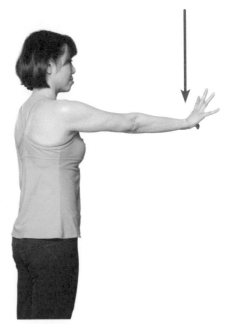

1 使用手指爬牆，盡量爬到最高。停留在最高處保持30秒。

2 再將手緩緩放下。

 重複 重複此動作三次，每次中間可休息 3 分鐘。

75

# 臀部與下肢訓練，
## 改善便祕問題

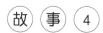

故 事 ④

　　六十歲的宋先生是退役的職業軍人，從學生時代就從軍報國一直到退休，總共為國家服務了四十年之久，即便是退休後生活依然嚴謹，粗茶淡飯，每到了五點就自動起床，十點就上床睡覺；因為生活圈比較小，退伍後基本上都待在家中看電視居多，常常一看就好幾個小時，除非吃飯時間才會起身。

　　也因為幾乎不喝水或飲料，所以也很少起身上廁所，再加上可能是當兵的習慣，就算在家中看電視時椅子都坐三分之一，並把整個臀部和大腿同時夾緊把身體整個挺直，所以最近開始感到腿部有點麻麻的感覺，甚至開始有便祕與痔瘡的狀況產生！

　　趕緊找醫生求助才知道原來除了飲食跟健康有很大的

關係之外，每天的喝水量也要充足，更重要的是每坐一小時一定要站起來活動一下，不然屁股與腿部受到壓迫太久很容易造成不舒服，甚至壓迫到神經，可就得不償失了！

### 改善方法　帶著一瓶水，出外散步三十分鐘

是的，你沒看錯！就是最基本的走路再加上補充夠量的水分，是可以有效改善健康問題的最簡單方法。因為一般人久坐再加上水分攝取少，所以很容易讓腸子中的糞便堆積，久而久之，就會引發便祕甚至是痔瘡的問題了！

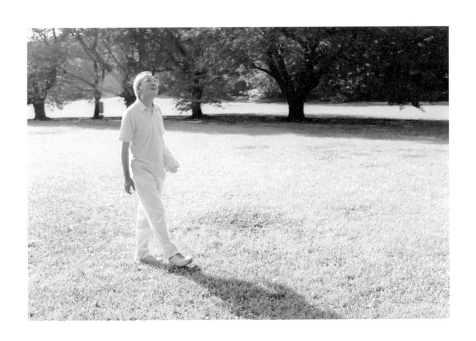

# 抬臀橋式運動

注意 活動臀部肌群同時訓練核心肌力，增加腸胃蠕動。如果有高血壓的人建議別做此動作，因為這個動作做把頭部放低姿勢，容易造成頭部壓力過大，增加受傷風險。

**預備** 躺在一個堅固的地板上，建議鋪上瑜伽墊或巧拼。

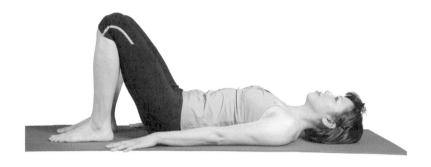

1 將腿打開與肩同寬，膝蓋彎曲並將整個腳掌平貼於地面，踩穩。

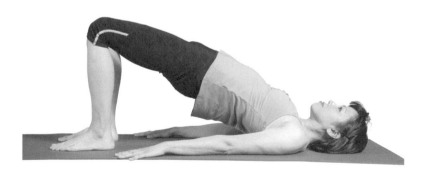

2 肚子收縮，運用臀部力量將下背部抬離地面。將身體保持平穩維持 5 秒鐘，再將身體緩緩放下。

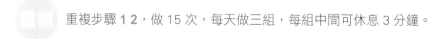

重複步驟 **1 2**，做 15 次，每天做三組，每組中間可休息 3 分鐘。

# 打個噴嚏就閃到腰，
# 原來是肌力不足

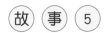

故 事 5

　　四十二歲的劉小姐，非常注重自己的體態與形象，即使已經有了兩個小孩身材依舊保持得相當好，平時上班在辦公室待一整天，下班後與假日都被家事與小孩事佔滿，幾乎沒有自己的時間，所以身體時常處於疲累的狀態。

　　上個月不小心被讀國小的兒子傳染了感冒，打了一個噴嚏之後瞬間感到腰部好像被電到一樣，隨之而來的就是劇烈的疼痛，甚至無法正常站直，趕緊跑去隔壁中醫診所後發現，這就是很常見的「閃到腰」也就是急性腰部肌肉拉傷！

　　經過醫師的治療與針灸之後，再搭配醫生教的腰部運動，現在疼痛已經完全好了！但不只疼痛解除，持續做腰部運動之後，劉小姐的肌力明顯改善，不只能避免再次受傷，更明顯感覺到精神體力有所提升，從此愛上運動！

訓 練 1

# 半身式仰臥起坐

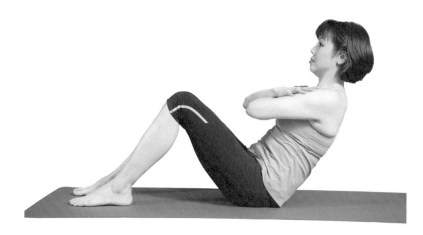

**預備** 躺在一個堅固的地板上，建議鋪上瑜伽墊或者巧拼。將膝蓋彎曲並將整個腳掌平貼於地面踩穩。

雙手抱胸，調整呼吸平順。腹肌收縮，將身體「捲」起來 45 度即可。

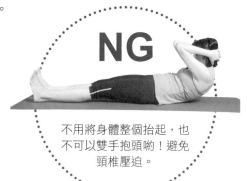

**NG**

不用將身體整個抬起，也不可以雙手抱頭喲！避免頸椎壓迫。

 可依個人體能重複做 10 ～ 15 下、做三組，每組中間休息 3 分鐘，若是想要加強強度，可以把反覆次數依據個人體能增加。

訓 練 ② 
# 鳥狗平衡訓練

注意 在不平衡的狀況下保持身體穩定，是很考驗本體感覺的控制能力，不只刺激身體肌力，更訓練大腦的反應與靈活度。

預備 跪在一個堅固的地板上，一定要在膝蓋下面墊毛巾、巧拼或瑜伽墊，雙手與肩同寬，撐穩地面。注意保持呼吸平穩，整個背部打平，頭部也要維持在同一個直線上。

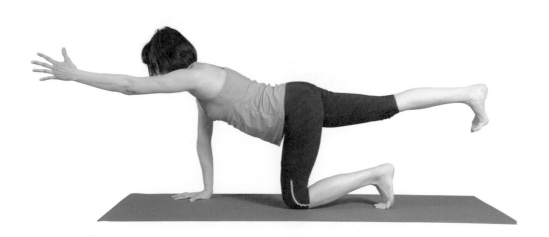

緩緩地將左手往前平舉，同時間將右腿往後抬，到達水平面時維持此動作 5 秒鐘，再緩緩將腿與手放回原始位置；注意做動作的時候保持身體穩定不可晃動，腰背部也要維持平穩。做完換邊重複步驟。

重複 左右邊各做 10 次，重複三組，每組中間可休息 3 分鐘。

# 放鬆身體肌肉的新利器：滾筒

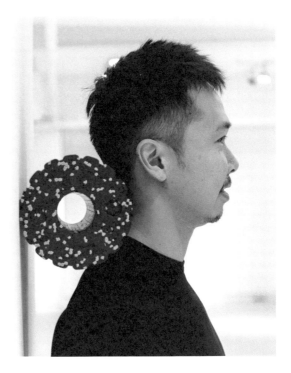

　　現在在運動中心、運動場、醫療診所、職業運動賽事甚至是某些電視節目，都可以看到滾筒 (Roller) 的蹤影，最常見的就是一個圓柱體，可能有不同的紋路或軟硬度，有的則像是桿麵棍可以用來推按肌肉可以幫助我們在家中放鬆緊繃的筋膜與肌肉，特別可以放鬆我們平常無法放鬆的地方，例如：脖子、背部，甚至是足底筋膜。

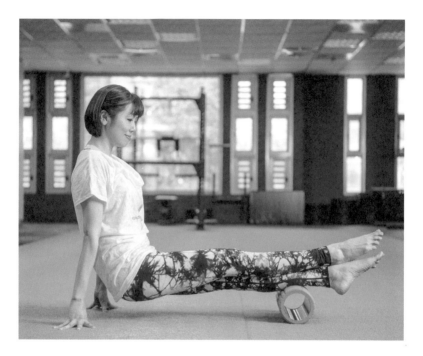

## 隨時隨地都可以解除痠痛

　　現代人因為久坐的生活習慣，或者姿勢不良，更甚至是運
動後沒有適當的放鬆，導致肌肉與筋膜異常的緊繃，久而久之
就容易導致局部僵硬、循環不良甚至平常常見的疲勞痠痛都與
肌筋膜緊繃有很大的關係！

　　藉由滾筒在身體上滾動的作用，可以將筋膜逐步的伸展開
來，協助其補充水分，提升循環，讓緊繃的部位在滾筒後立刻
感到放鬆，是非常實用的小工具！而且基本上沒有什麼使用上
的禁忌症，不限性別與年齡，只要選對工具全身上下皆可以使
用，建議讀者可以準備一個小工具放在家中，隨時隨地都可以
解除痠痛！

# 不小心坐太久，
# 坐到腳都麻了

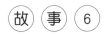

故 事 ⑥

　　陳太太今年六十六歲，有著過重的體重與超標的體脂肪，沒有運動習慣，雖然有三高與靜脈屈張，但跟著醫生的藥物服用也沒出過大問題；唯一的興趣就是與三五好友打麻將，除了培養與朋友的感情，更可隨時鍛鍊自己的反應能力與預防老人癡呆，但麻將一打下去往往就是好幾個小時，常常坐到小腿都麻木，甚至有點冰冷的感覺。

　　有一次麻將打到一半還抽筋，都不知道該如何做才能改善這個狀況；在國小打籃球校隊的孫子麥可，一聽到這件事，馬上回家教阿嬤校隊常用的伸展跟腿部訓練，果然明顯改善小腿不舒服的症狀！

TIP：肌內效貼紮可促進小腿循環，是一個簡單又實用的方法。

訓 練 ①

# 前弓後箭伸展小腿肌

預備 站在一慢堅固的牆壁前面約一步的距離。

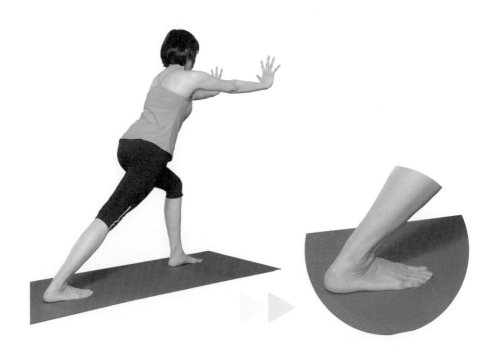

雙手平舉推牆壁，同時將右腳往後站一步。注意右腳腳跟要踩穩地面，並腳尖朝前，維持此姿勢 30 秒。

 重複 換腳重複步驟。兩腿都可以做 2 ～ 3 次，做完會感覺到小腿緊繃感明顯消失。

85

## 訓練 2

# 墊腳尖

**注意** 加強訓練腿部肌力之外更能強化腳踝的控制能力,避免常見的腳踝扭傷;而此動作更適合已經有腳踝與跟腱受傷的人,恢復期肌肉力量與身體控制能力。

**預備** 站在堅固的牆壁旁邊,避免待會運動的時候跌倒。身體立正眼睛直視前方。

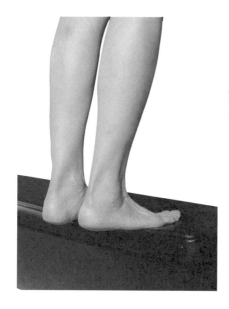

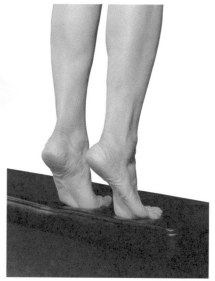

墊起雙腳腳尖到最高再放下。

重複 20 次、做三組,每組之間休息 3 分鐘。如果想增加強度,可以使用單腳墊腳尖訓練,必要時可以扶著牆壁避免跌倒。

# 靠肌力改善
# 凸脖子的肩頸痠痛

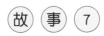

故 事 7

　　四十八歲的劉小姐平時的興趣就是閱讀各類書籍，最喜歡的位置，就是癱在自家的沙發半坐臥式的看書，但時常會覺得肩頸非常的緊繃痠痛，偶爾也會到巷口找按摩師傅「處理」一下，每次弄完都感覺很舒服，但是過不了多久肩頸又開始緊繃痠痛了起來，甚至嚴重影響到劉小姐看書的興趣，懷疑自己是不是生病了，趕快到醫院掛號。

　　經過醫師看診後，立刻指出劉小姐沒有生病，但第一步要做的就是改變自己的坐姿並且注意要縮下巴調整頭頸的位置；第二步要開始做頸部的肌力訓練；雖然劉小姐不是很能理解為什麼已經在疲勞痠痛還要做肌力訓練，但憑著相信醫師的專業，果然相信配合兩個禮拜，肩頸問題大大改善，這才真正了解到不是只有按摩才可以舒緩痠痛，肌力訓練改善痠痛的效果也是很好的！

# 側彎伸展

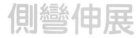

預備 眼睛直視前方。

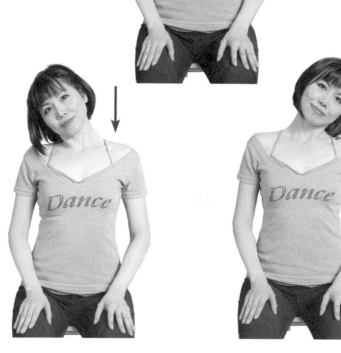

傾斜頸部往左邊,感覺到肌肉伸展後,維持 30 秒,
注意不聳肩。將對側肩膀下壓可加強伸展效果。

 重複 左邊完成後可換右邊,兩邊各做三次。

注意 注意動作緩慢,不
可甩動頭部。

88

# 轉頭伸展

預備　保持頭部中立位，不抬頭、不低頭、不側彎。

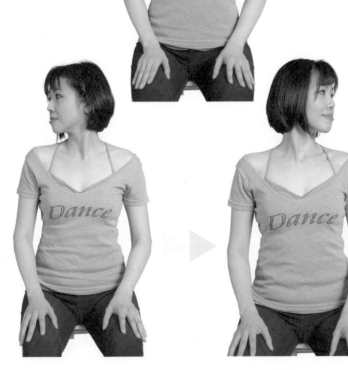

旋轉頸部往左邊，感覺到肌肉伸展後，維持 30 秒，注意不聳肩。

重複　左邊完成後可換右邊，兩邊各做三次。

注意　注意動作緩慢，不可甩動頭部。

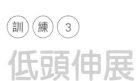

訓 練 ③

# 低頭伸展

預備 保持頭部中立位,
不抬頭、不低頭、
不側彎。

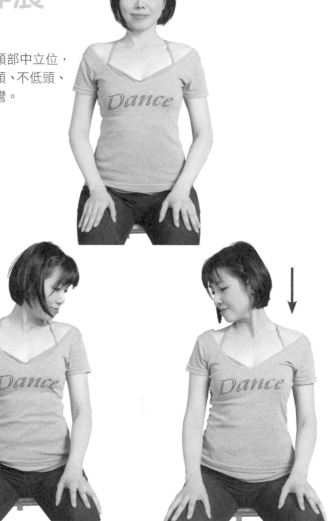

往左下低頭直到感覺到肌肉伸展後,維持 30 秒,
注意不聳肩。將對側肩膀下壓可加強伸展效果。

 左邊完成後可換右邊,兩邊各做三次。

訓 練 ④

# 頸部肌力訓練

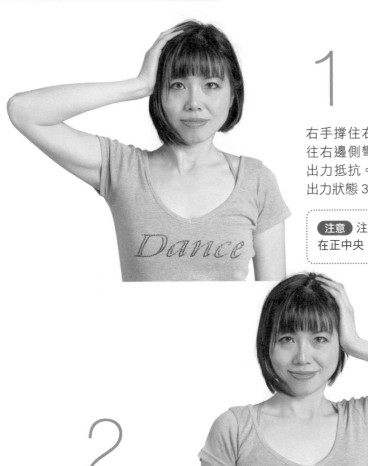

## 1

右手撐住右邊頭部。將頭部往右邊側彎,並同時用右手出力抵抗。維持頸部與手部出力狀態 30 秒。

**注意** 注意頭部依然維持在正中央。

## 2

換成左側訓練。

**重複** 重複步驟 1 2。兩邊訓練各做三組,每組中間可休息 3 分鐘。

訓 練 ⑤
# 前 / 後頸部肌群強化

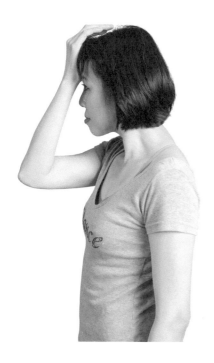

預備 單手撐住前方額頭。

1 將頭部往前方用力做低頭動作，
並同時用雙手出力抵抗。
維持頸部與手部出力狀態 30 秒，
頭部依然維持在正中央。

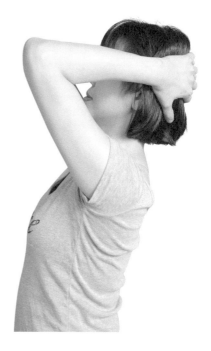

2
換成把手放在後腦訓練。

 重複步驟 1 2。兩邊訓練各做三組，每組中間可休息 3 分鐘。

# 腳底痛除了抓毛巾
# 還要做短足運動

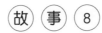

故 事 ⑧

　　六十二歲的陳媽媽有著一雙「鴨母蹄」也就是俗稱的扁平足，同時也受到足底筋膜炎的困擾，讓陳媽媽想要到菜市場買菜都是個煎熬；熱心向學的陳媽媽經由網路搜尋到了專業的林老師。

　　藉由林老師的建議除了起床後可以熱敷之外，更可以使用隨處拿的到的網球做足底按摩，舒緩疼痛，最後平常再加上足部的特殊運動，就可以改善足底疼痛的現象！

　　陳媽媽真的認真執行此運動約莫一個月後，發現疼痛狀況真的大幅改善，高興地將這個簡單的居家小運動分享給親朋好友，特別是那些還在吃苦當作吃補的朋友，讓他們每天腳步輕盈的一起上街買菜，也覺得是功德一件啊！

訓 練 ① 
# 腳底踩網球

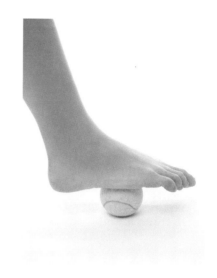

將網球踩在腳底，來回滾動按摩可以舒緩緊繃的足底以降低疼痛，是個簡單又實用的方法喔！

但記得踩球的時候務必雙手抓握穩定的物體，例如：堅固的桌子或沙發，這樣才能避免跌倒。

訓 練 ② 
# 腳趾頭抓毛巾

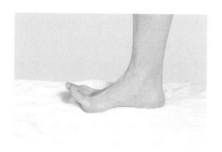

**1** 地上鋪好一條毛巾。
脫掉鞋襪後，將腳穩穩地踩在上面，必要時雙手可以抓握穩定的物體以保持平衡。

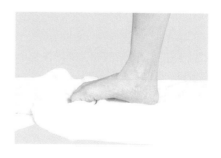

**2** 用腳趾頭的力量將毛巾往身體的方向抓。

# 短足運動

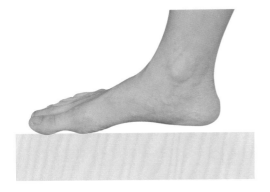

## 1

赤腳將腳踩穩在地面上。

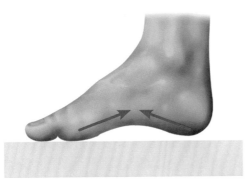

## 2

將大拇趾關節（趾球）踩在地面
上，出力向下壓，但維持腳趾不
動。注意將足弓提高。

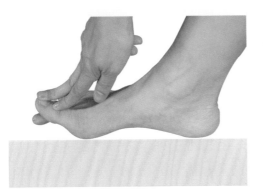

## 3

如果覺得腳的動作不好控制，可
以用手壓腳趾誘發動作出力。

P.S. 仔細觀察，如果動作正確
則足弓會提高！但記得手只是
輔助，還是要讓腳學會出力喔！

# 最重要的護具：鞋子

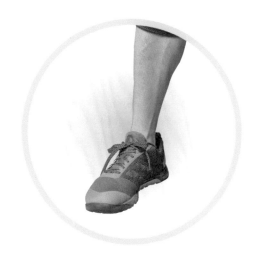

　　無論你今天穿的是拖鞋、涼鞋，休閒鞋，皮鞋甚至是高跟鞋，我們首先要認識的，不是鞋子，而是你的腳！要知道你的腳是什麼類型的腳，有沒有特殊的疾病或狀況，我們才能夠尋找到最符合你需求的鞋子。

### 鞋子怎麼選？

　　首先，赤腳並把腳沾溼，往前走了幾步路回頭看自己的腳印，是屬於下面三種的哪一種？

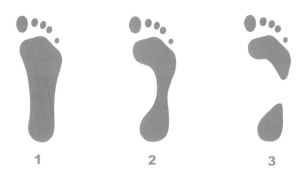

1. 這個腳很明顯是整個腳掌貼在地面上，也就是所謂的「扁平足」！挑鞋子的時候要特別注意足弓的結構。
2. 這就是最標準的正常足！恭喜你的腳很健康，基本上大部分的鞋子都可以穿得很開心。
3. 這個腳顯示只有前腳掌和足跟落在地上，就代表你是「高足弓」的朋友，足部的筋膜可能會非常緊繃，挑選鞋子的時候要特別注意中足部分的結構。

## 重點在腳部結構

　　其實不只是鞋子，真正與腳接觸的那一層，是鞋墊！筆者建議選鞋的時候不妨多研究一下鞋子內的鞋墊，如果只是薄薄的一層泡棉，建議額外添購一雙適合自己足型的鞋墊，能真正解決自己腳部的問題。

　　而坊間有些專業的店面，不只有專業人員可以回答相關問題，更有高科技的儀器可以測量腳部的結構或壓力分佈，同樣可以幫助你分析腳的狀況，進而挑選到正確的鞋子或鞋墊。

　　其實足部的問題很多，筆者無法在書中一一跟大家介紹，也無法明確地跟讀者說你該穿什麼樣的鞋子或者鞋墊，但可以提供給大家一些小知識，然後一定要實際的去找相關的專業人士協助，因為每個人的狀況都是不同的，絕對不是看看書或者網路爬文就可以知道你該穿什麼鞋子，甚至穿錯會導致情況惡化，這就不好了！所以建議讀者，好好的檢查你的腳吧！

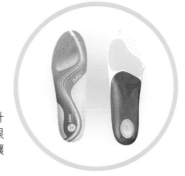

筆者建議：不單只是選擇鞋款，還可以針對腳型挑選適合的鞋墊，可能是針對足跟釋壓、也可能是針對足弓處給予支撐，讓足部更加健康。

# 借助水中浮力跟阻力，
# 肌力訓練安全又有趣

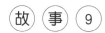

故 事 ⑨

　　陳奶奶今年已經九十歲了！動作與講話已經不像年輕時那樣流暢與靈活，但腦袋還是很清楚的，生活上除了因為退化性膝關節炎不舒服和腿部無力偶爾需要坐輪椅之外，都沒有什麼太大的問題，家中兒孫滿堂，大家也會輪流陪伴陳奶奶，推著輪椅搭捷運到處走走。

　　就在上個月回診的時候，醫生語出驚人的表示陳奶奶因為幾乎沒在運動的關係，而有了「肌少症」的情況，萬一再不運動，很有可能會引發很多相關的問題，雖然不是非常致命的病症，但是生活品質是絕對會下降的。

　　經由醫生建議找到了專業的物理治療師進行「水中運動」在游泳池內練習走路與軀幹運動，直到現在陳奶奶身體越來越健康，氣色也越來越好！

訓 練 ① 

# 水中行走

在一般路面上對於某些年長朋友來說，其實
有點困難，且具有較高風險。但同樣情況，
如果在安全的泳池進行可就容易且安全多
了！借助水的浮力可以讓身體負擔較小，也
可以避免因為不小心跌倒而造成的骨折風險，
非常適合暫時無法進行路面訓練的年長朋友。

預備 找一個安全的游泳池，並有專人在旁確保安全。讓長者下
水先適應水溫，並注意隨時讓長者可扶握泳池牆壁。

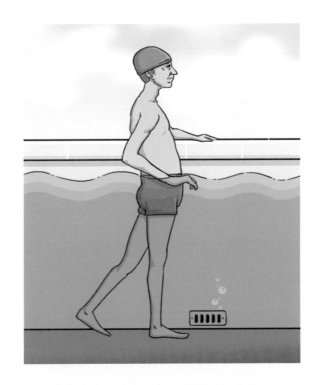

藉由水中浮力與手部抓握牆壁的力量，
讓長者沿著牆壁練習走路。

重複 根據長者身體狀況，可設定走 10 公尺、20 公尺，來回走個 2 ～ 3 趟。

# 水中弓箭步下蹲

身體上下移動的時候，可以
訓練身體的控制能力，以免
被水流推送而離開位置，是
很好的核心控制訓練。

預備 找一個安全的游泳池，並有專人在旁確保安全。讓長者
下水先適應水溫，並注意隨時讓長者可扶握泳池牆壁。

注意 水中運動建議找專業的物理治療
師針對每個人的情況不同安排最適合的
課表，才是最安全也最有效率的訓練方
式喔！一般來說，建議溫水游泳池且水
深約在腰部，但可根據實際狀況做調整。

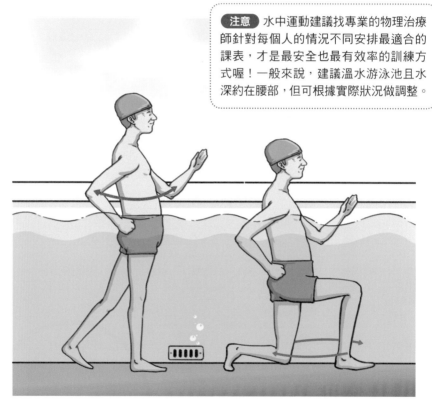

讓長者手扶牆壁，右腳往前跨出一步呈現弓箭步。嘗試蹲下
並將身體保持正直，在最低點時保持 2 秒穩定再站立起來。

 此動作可做 12 次、三組，可視情況增減反覆次數與調整休息時間。
做完左腳記得換右腳。

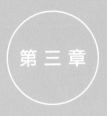

# 第三章

# 肌力運動篇
# 進階強化肌力

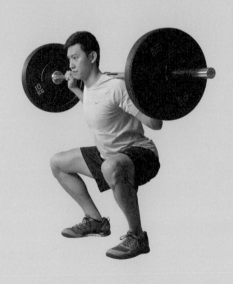

適合身體健康且有一定運動基礎的朋友。

# 增強肌力
# 預防五十肩和預防跌倒！

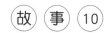

故 事 ⑩

　　姜叔叔是個五十五歲的養生專家，平時生活作息，飲食與老化疾病，都涉略不少。最近看到好友林先生受到五十肩之苦，就連忙打電話，給熟識的物理治療師朋友小羅問說該怎麼辦？

　　沒想到治療師跟他說：「只要你每兩天拿抹布，把手肘打直，用肩膀擦你家窗戶，還有用抹布擦地板，自然就可以降低五十肩的發生機率。而且小羅還說當你蹲著擦玻璃的時候，其實也是會訓練到腿部深蹲肌群的力量，這樣可以訓練腿部力量跟平衡，可以預防老人家最怕的跌倒！」

　　而姜叔叔聽完馬上就照做，每週一、三、五擦窗戶，二、四、六擦地板，週日再去爬山，不只身體更加健康，家裡越來越乾淨，重點是跟姜太太的感情也越來越好了。

# 做家事也是很棒的運動

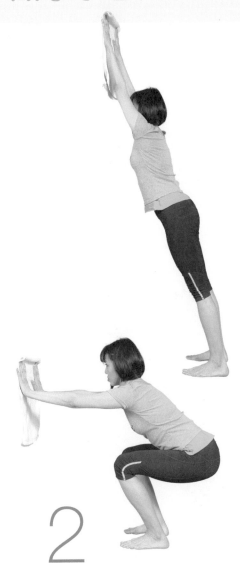

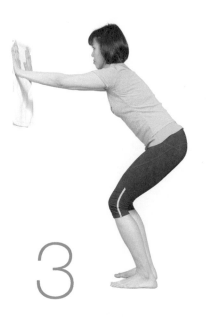

**1**

手肘打直，注意使用肩胛骨的動作來擦玻璃，可以預防五十肩。

**2**

在擦較低的窗戶時做蹲下的動作，可以訓練腿部的肌肉。下蹲時注意背部打平！

**3**

而在左右移動轉換重心的時候也可以訓練身體保持平衡的力量，可以預防跌倒。

# 跪地擦地板

預備 雙膝跪在地上,建議可墊個
毛巾、枕頭或者瑜伽墊。

**1** 手撐地手肘打直,各壓著一
塊抹布,注意背部要打平。

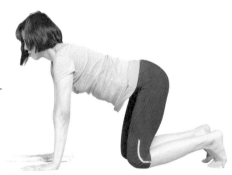

**2** 右手上下擦地 15 次,結束後
換左手;右手左右擦地 15 次,
結束後換左手。

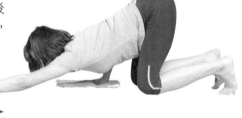

**3** 右手順時針畫圈 10 次,結束
後換逆時針 10 次;右手結束
換左手。

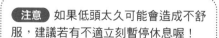

注意 如果低頭太久可能會造成不舒
服,建議若有不適立刻暫停休息喔!

# 腿部、核心肌力訓練

預備　雙手撐地手肘打直，注意
　　　背部要打平。

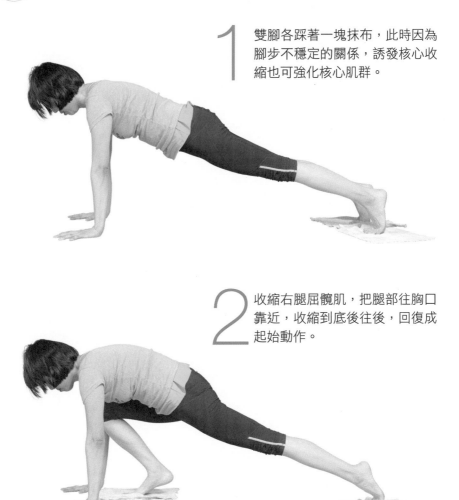

1　雙腳各踩著一塊抹布，此時因為
　腳步不穩定的關係，誘發核心收
　縮也可強化核心肌群。

2　收縮右腿屈髖肌，把腿部往胸口
　靠近，收縮到底後往後，回復成
　起始動作。

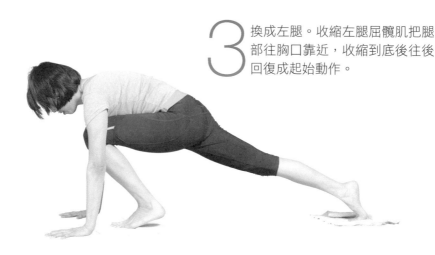

3 換成左腿。收縮左腿屈髖肌把腿部往胸口靠近，收縮到底後往後回復成起始動作。

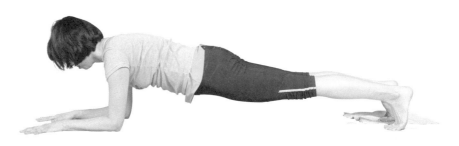

（起始動作）

注意 1. 針對初學者，可以將手腕撐地改成手肘撐地！
2. 如果低頭太久可能會造成不舒服，建議若有不適立刻暫停休息喔！

 左右腿可各做 30 下、三組，每組中間休息 3 分鐘。

# 站不起來
# 原來是坐骨神經痛

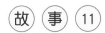

故 事 ⑪

　　王媽媽今年六十五歲，有著非常虔誠的台灣傳統信仰，已經吃素超過十年，平時都會到廟裡打坐，就是像傳統日本人那樣的跪坐，而且一次跪坐就是兩個小時。

　　前兩天打坐的時候，要站起來的瞬間感覺右腿一陣無力，還有一陣麻木的感覺一直延伸到腳底，就跌坐在地上，旁邊的師姐見狀趕快送王媽媽到醫院掛急診。經由醫師檢查後發現，是典型的「坐骨神經痛」。

　　因為長時間久坐的關係，臀部肌肉過於緊繃壓迫到神經所導致的；經由醫師指導幾個簡單的放鬆和訓練動作，王媽媽不只很快地回到佛堂繼續打坐，更明顯地發現自己在平常走路的時候更加有力，原本參加媽祖繞境只能走半程的，今年從台中、彰化、雲林跟嘉義沿途走了三百公里，是人生第一次走完全程，這個訓練的效果出乎意料的好！

訓 練 ①
# 橋式運動加強版

預備　躺在一個堅固的地面，雙腳彎曲腳掌平
貼地面，建議墊上瑜伽墊或巧拼。

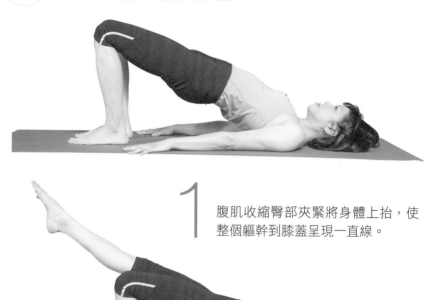

1　腹肌收縮臀部夾緊將身體上抬，使
整個軀幹到膝蓋呈現一直線。

2　伸直右腳膝蓋，使整個軀幹到腳踝呈現一直線，
維持姿勢 5 秒鐘後將腳放下換左腳。

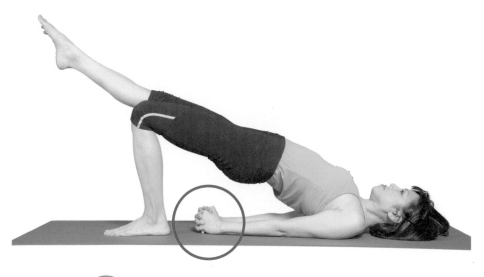

3 換左腳，重複步驟 **2**。
如果將雙手手指扣在一起，可以提升動作難度！

> 注意 頭部低下的動作可能導致不適，
> 若有任何的不舒服，請立即暫停此運動
> 休息！

 重複 兩腳各做 10 次伸直運動，做三組，每組中間休息 3 分鐘。

# 後抬腿

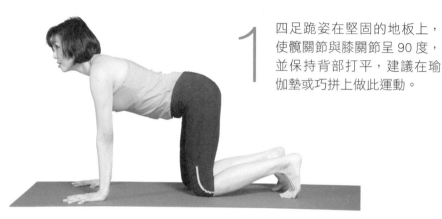

1 四足跪姿在堅固的地板上，使髖關節與膝關節呈 90 度，並保持背部打平，建議在瑜伽墊或巧拼上做此運動。

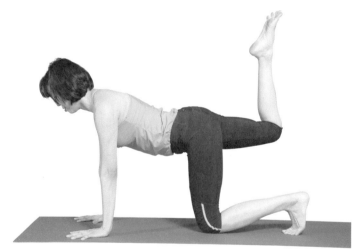

2 收縮腹肌與臀肌，將右腿往上抬，同時間並保持膝蓋彎曲 90 度，維持在最高點 3 秒鐘之後將腿放下並換左腿。

雙腿交替各抬 10 下，重複三組，每組中間可休息 3 分鐘。

# 讓膝蓋戰勝樓梯

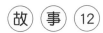

故 事 ⑫

　　高齡七十五歲的梁奶奶，有著屬於肥胖的身材，高血壓、高血糖和高血脂的藥更是超過十年沒斷過，雖然身體偶有狀況，但與家人生活的梁奶奶倒也是每天過得很開心，很喜樂。

　　但有一個非常困擾的問題就是梁奶奶的膝蓋有「退化性膝關節炎」，每當下樓梯的時候都是非常的困難與疼痛，所以梁奶奶已經很久沒有出過家門了，雖然有看醫生，吃消炎藥，電療與冷熱敷，但效果總是有限。

　　直到上個月請了專業的「居家物理治療師」，到家中教奶奶做些安全又簡單的運動，不只膝蓋痛的狀況改善了，還可以一早拉著菜籃車，去逛她最喜歡的菜市場。

# 加強腿部肌力

預備 找個堅固的椅子，放在堅固的地板上，注意椅子高度讓年長者坐上後可讓膝蓋維持 90 度。讓長者坐在椅子上做運動，能輕鬆加強腿部肌力避免退化性關節炎。

1

讓年長者坐上椅子，雙手抓握椅子側邊增加身體穩定度。

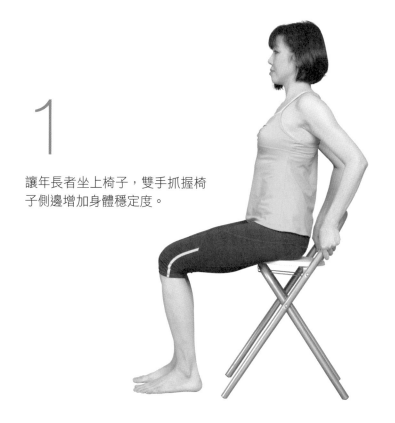

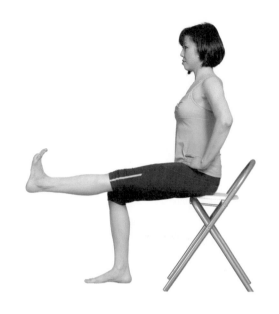

# 2

雙手叉腰，緩緩地將左腳膝蓋伸直，腳踝維持 90 度，在最高處維持 5 秒鐘後緩緩放下。

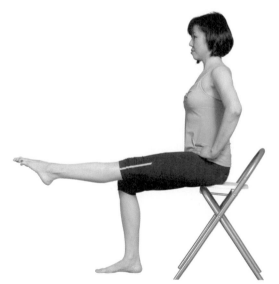

# 3

左腳做完後記得換右腳做。

 重複 兩腿交替各做 10 次，做三組，每組中間休息 3 分鐘。

訓 練 ② 

# 強化內側肌群肌力

預備 找個堅固的椅子，放在堅固的地板上，注意椅子
高度讓年長者坐上後可讓膝蓋維持 90 度。

## 1

讓年長者坐上椅子，雙手抓握椅
子側邊增加身體穩定度。

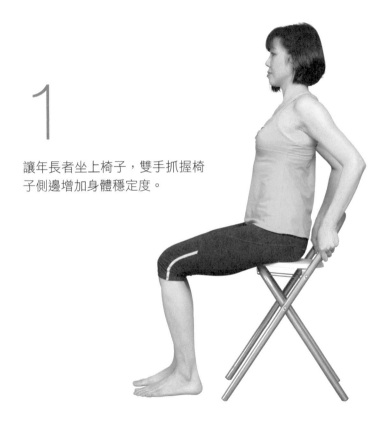

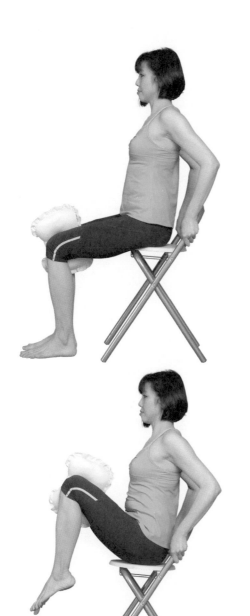

## 2

找一個大小適中的枕頭，用
小腿夾住。

## 3

緩緩地將兩腳膝蓋伸直，腳
踝維持 90 度，在最高處維持
5 秒鐘後緩緩放下。

 重複步驟 **3**，做 10 次，做三組，每組中間休息 3 分鐘。

# 五顏六色的「肌內效貼布」

近幾年來，無論是在醫院的復健科或運動場上，常常可以見到五顏六色、長相很奇特的貼布，這些貼布稱之為「肌內效貼布」，而這些貼布究竟有什麼作用呢？其實正確的使用肌內效貼布對身體的好處有很多種，例如：

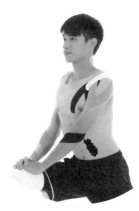

· 舒緩疲勞痠痛
· 消除腫脹
· 放鬆緊繃的肌肉
· 強化無力的肌肉
· 誘發動作產生
· 促進局部循環
· 協助矯正姿勢
· 支持與穩定身體結構

## 肌內效的特點

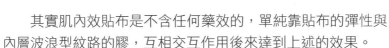

其實肌內效貼布是不含任何藥效的，單純靠貼布的彈性與內層波浪型紋路的膠，互相交互作用後來達到上述的效果。

其貼紮技巧與手法，並不困難，一般人按照書上所敍述的貼法操作，都會有效果，但如果要真正讓貼布發揮最佳效果，還是必須要聽過專業的課程，再配合上無數次的練習，才能夠把貼紮的效果完全的發揮出來。

相對於一般傳統有藥性的貼布，這個「肌內效貼布」有幾個特殊的優勢——

· **無藥效**：相較於一般傳統藥布較不容易過敏起疹子，大大增加貼布在皮膚上作用的時間與效果，也可以減少副作用。

· **長時間使用**：一般有藥效的貼布作用時間大約為 6～8 小時，但品質好的肌內效貼布，通常可以貼 2～3 天，讓被貼紮的部位能夠受到長時間的保護。

· **客製化的保護**：類似護具，其實肌內效貼布針對關節部位也有相對應的貼法，但不受限於尺寸，也不容易因為運動的關係導致脫落，是一個完全符合每個人身體情況的客製化保護工具。

· **除了消除疲勞更能提升運動表現**：一般我們會使用貼布類產品，通常都是因為疲勞痠痛，但肌內效貼布是非常少數能夠提升運動表現，幫助肌肉更有力量的工具之一。

## 肌內效貼布的注意事項

如果有要貼紮的人要特別注意以下幾點歐：

· 避免貼在開放性的傷口上，以免增加感染風險。

· 皮膚較敏感的人貼紮，請避免過度拉扯貼布，且貼紮時間以一天為主。

· 糖尿病患者使用肌內效貼布請讓專業人士操作，以避免造成皮膚過度壓力而導致其他問題。

· 同一個部位盡量避免貼超過三層肌內效貼布。

· 急性感染發炎的部位避免使用肌內效貼布。

· 有深層靜脈血栓的人請避免使用肌內效貼布。

· 癌症患者絕對禁止使用肌內效貼布。

· 如果有發癢紅腫請立刻移除肌內效貼布，必要時尋求醫療協助（肌內效貼布過敏現象）。

## 肌內效貼布適合哪些人？

· 運動員，或者喜愛運動的朋
　友
· 一般人，有肌肉骨骼痠痛問
　題皆可以貼紮
· 兒童貼紮
· 消除腫脹貼紮
· 孕婦舒緩不適
· 脊椎矯正貼紮
· 女性生理痛貼紮
· 動物特殊貼紮

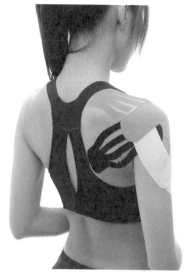

一般人，有肌肉骨骼痠痛問題
皆可以貼紮。

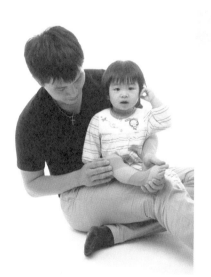

兒童貼紮。

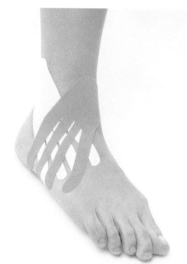
消除腫脹貼紮。

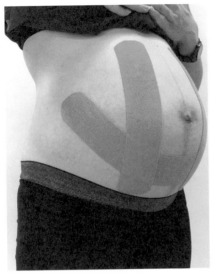

孕婦舒緩不適。

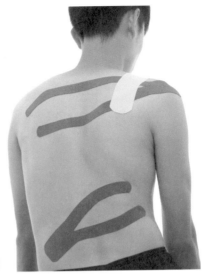

脊椎矯正貼紮。

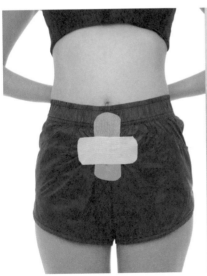

女性生理痛貼紮。

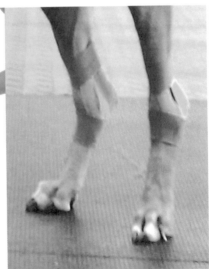

動物特殊貼紮。

# 姿勢不良導致下背痛，
# 原來是核心肌力不足

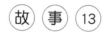
故 事 ⑬

　　五十五歲的林太太已退休多年，平時生活就是坐著看電視、坐著看看書和偶爾跟老伴出去散步。原本單調的生活，因為孫女出生而有了變化；由於要時常抱孫女的關係，最近開始感覺到腰痠背痛，甚至還需要綁上護腰才能夠站的久一點，因此林太太決定尋求專業的醫師協助。

　　當林太太一走入醫師的診間的時候，在還沒坐下之前，根據林太太的姿勢，醫師就說：「妳站著時候要縮小腹，並且平時一定要做伸展運動，不然一定會有下背痛！」後來聽完林太太的敘述，醫師就給林太太幾個簡單的運動回家做，漸漸的，林太太就可以快樂的抱孫女而不用擔心腰痛的問題了！

# 弓箭步

預備 找一個堅固的地面，建議
鋪上瑜伽墊或者巧拼。

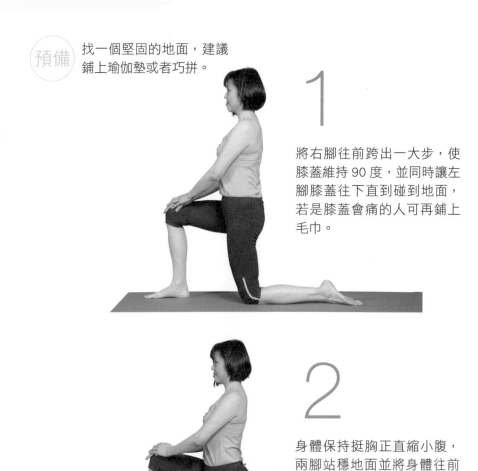

## 1

將右腳往前跨出一大步，使
膝蓋維持 90 度，並同時讓左
腳膝蓋往下直到碰到地面，
若是膝蓋會痛的人可再鋪上
毛巾。

## 2

身體保持挺胸正直縮小腹，
兩腳站穩地面並將身體往前
移，直感到左邊屈髖肌有伸
展緊繃感，並維持 30 秒。

重複 換左腳往前跨步伸展右邊屈髖肌，此動作兩邊各可做 2 次。

# 棒式

> **注意** 雖然現在全民瘋棒式，但一定要注意姿勢的正確性。

預備 找一個堅固的地面，建議鋪上瑜伽墊或者巧拼。

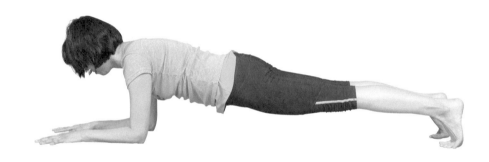

a. 將身體趴下，並用腳尖與手肘將身體撐起。

b. 收縮腹肌與臀肌與頸部肌群調整姿勢，把整個背部與腿部打平，手肘維持在肩膀正下方。

c. 維持此動作 30 秒，但可以依照個人體能調整為 60 秒，甚至 120 秒。

 可做三組，每組中間休息 2 分鐘。

# 拒絕尷尬的
# 尿失禁

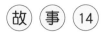

故 事 ⑭

　　七十三歲的李媽媽獨自一人住在眷村裡面，平時眷村
老人感情很好都會圍在巷口的土地公廟前聊天甚至中午各
自會一起在廟前廣場用餐，而廚師退休的李媽媽更是眷村
內最受歡迎的大廚，每天大家都很期待吃到李媽媽的菜，
但這個禮拜李媽媽都沒出現在土地公廟前，身為李媽媽好
朋友的王太太立馬通報社區關懷志工，趕緊一起去關心李
媽媽的狀況。

　　當按完門鈴看到李媽媽的那一刻，眾人都鬆了一口
氣，但機警的志工看到李媽媽褲子溼了一片，馬上就知道
是怎麼一回事；就到李媽媽家裡教了幾招針對骨盆的運動；
而不久後，李媽媽又回到了土地公廟前，大家又跟往常一
樣有說有笑的快樂聚餐了！

訓 練 ①

# 凱格爾運動

**注意** 這是一種能強化骨盆肌力的運動，無論是站著，坐著或者躺著都可以做。

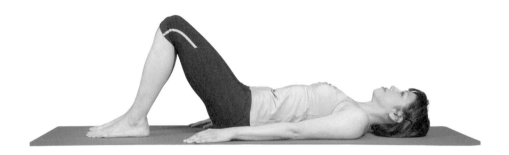

a. 躺著，雙腳與肩同寬，踩穩地面。

b. 想像一下憋尿的感覺，妳會收縮整個骨盆附近的肌肉甚至包含肛門口的肌肉。

c. 緩慢收縮注意不要用到腹部也不可以憋氣。

 重複 10 次收縮，每次 5 ～ 10 秒，每次放鬆休息間隔 30 秒。

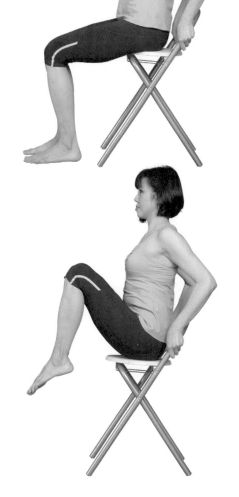

（訓）（練）②

# 增強下腹部肌力

（預備）找個堅固的椅子，放在堅固的地板上，注意椅子高度讓年長者坐上後可讓膝蓋維持 90 度。

## 1

讓年長者坐上椅子，雙手抓握椅子側邊增加身體穩定度。

## 2

緩緩地收縮小腹彎曲膝蓋，盡量往胸口靠，再慢慢回復成起始動作。

（注意）如果膝蓋夾枕頭，可以提高動作難度！參考 99 頁。

（重複）重複此動作做 10 次，做三組，每組中間休息 3 分鐘。

125

# 毛巾不只可以洗臉，
# 還可以拿來配合運動？

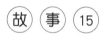

故 事 15

　　陳媽媽最近被自己的小孩報名參加了社區活動中心舉辦的運動課程，說是為了媽媽的健康好，也可以多交些朋友，不然整天在家也沒什麼特別的事情做，原本很內向不多話的陳媽媽，就在半推半就的狀態下去參加了課程。

　　沒想到原本擔心自己不愛說話，體力不好，身材也不好，更怕被推銷等等的負面念頭，在第一次上課的時候完全被打散了，同班的同學都相當好相處大家還會主動來跟陳媽媽說話，指導的老師也非常的專業，甚至還教了非常實用的「毛巾操」讓陳媽媽就算沒到活動中心，也能在家快樂又安全的做運動！

　　現在的陳媽媽，不只身體更健康了，個性更加開朗，甚至也會主動去關心新朋友，每天都過的超級開心。

肌力壯了就不老

# 毛巾腿部伸展

預備　找一個堅固穩定的地板坐下，
　　　將雙腿伸直。

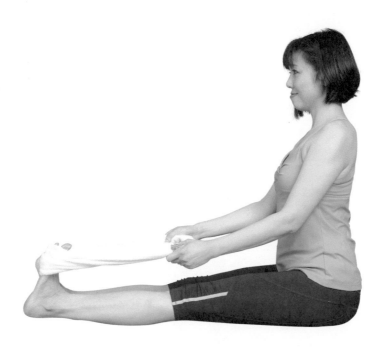

a. 找一條乾毛巾，套在左腳前掌的部位。

b. 雙手拉動毛巾往身體靠，感覺到腿部後側有伸展的感覺；
維持此姿勢 30 秒。換成右腳重複。

c. 此動作左右腳可輪流做兩次，在伸展時注意保持呼吸不
憋氣。

# 放鬆肩頸

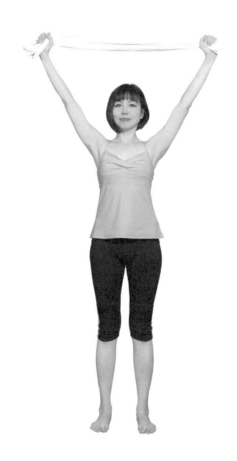

1 雙手個抓握一條乾毛巾兩端；吸氣將雙手高舉過頭，
盡量將身體向上延展，維持此動作 10 秒。

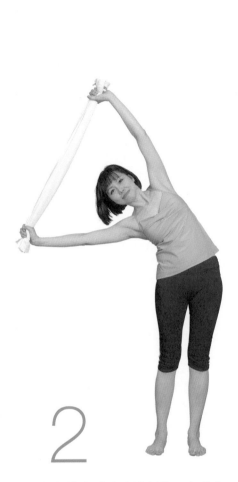

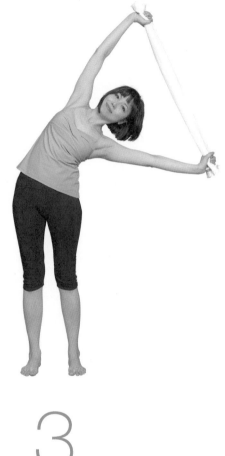

慢慢將身體向右邊側靠，在動作
時，維持身體平穩雙手依然保持
上舉，到底時維持動作 10 秒，
注意腳步站穩。

慢慢將身體向左邊側靠，在動作
時，維持身體平穩雙手依然保持
上舉，到底時維持動作 10 秒鐘，
注意腳步站穩，完成後放下毛巾
恢復正常站立動作。

**重複** 重複步驟 1 2 3，可以做 10 次，每日三組。

**注意** 此動作可以站著做
也可以坐著做！

# 插花也會手痛？
# 原來是肌力不足

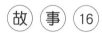

故 事 ⑯

　　蔡媽媽公務人員退休後，平時就是種種花或牽著家裡的小狗出門散步，生活非常愜意，小孩也都大學畢業除了還不知道未來媳婦在哪以外，生活已經不需要操心了，某次看到社區的「插花教室」傳單，剛好結合自己的興趣，不只上課認真跟老師學習，回家後也不斷練習如何呈現最美的插花。

　　就這樣密集的練習三天之後，蔡媽媽發現自己的手非常疲勞疼痛，趕緊就醫之後才知道，其實不是受傷、也不是生病，只是因為平時沒訓練，所以肌力不足，而一下子「運動過度」導致手痛，經過物理治療師幾個禮拜的運動治療之後，蔡媽媽又快樂的回到插花教室學習，而自己的家裡也用插花裝飾得越來越漂亮越來越有生氣。

# 手腕伸展運動

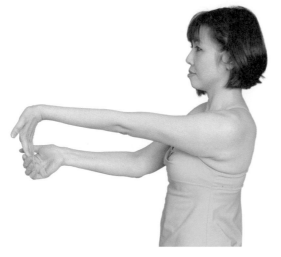

**1**

將左手平舉，手掌朝上。用右手從左手手指處下壓，使手部前臂內側肌肉伸展，維持此動作 30 秒，伸展時注意手肘打直。

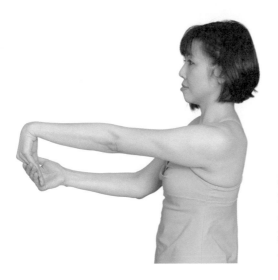

**2**

將左手平舉，手掌朝下。用右手從左手手背處下壓，使手部前臂外側肌肉伸展，維持此動作 30 秒，伸展時注意手肘打直。

 重複　將左右手交換，重複步驟 **1 2**，可雙手各做兩次，每次 30 秒。

# 手腕肌力訓練

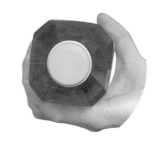

預備 找一個礦泉水瓶，裝取適量的水。

# 1

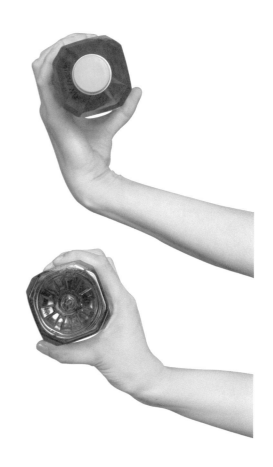

a. 右手握水瓶掌心朝上，並注意手肘打直。

b. 收縮手臂肌群，將水瓶往手掌方向抬高，重複 12 次，可做三組，每組中間休息 3 分鐘。

# 2

a. 右手握水瓶掌心朝下，並注意手肘打直。

b. 收縮手臂肌群，將水瓶往手背方向抬高，重複 12 次，可做三組，每組中間休息 3 分鐘。

 換成左手，重複步驟 1 2。

# 在書桌前坐太久——
# 上背部肌力不足的膏肓痛

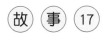

故 事 17

　　曹伯伯是個熱愛閱讀與寫作的人，平時更有寫日記的習慣，雖然已經七十二歲了，還是堅持每天記錄生活，不只記錄著自己的故事，更會把每天與家人相處或者從朋友口中聽到的故事，甚至新聞事件都會寫進日記。

　　最近一時興起，把家中所有的老照片全部翻出來想整理成一本紀念相框，在每張照片旁邊親手寫下當初發生的點點滴滴，一邊寫一邊回想的同時，常常會心一笑，但也因為曹伯伯一寫就是好幾個小時，整個肩膀與後背都很僵硬痠痛，常常需要找孫子來按摩放鬆。

　　直到前兩天，讀體育系的孫女教曹伯伯「肩胛骨運動」，全面提升上背部肌力這才真正解決曹伯伯疲勞痠痛的問題！

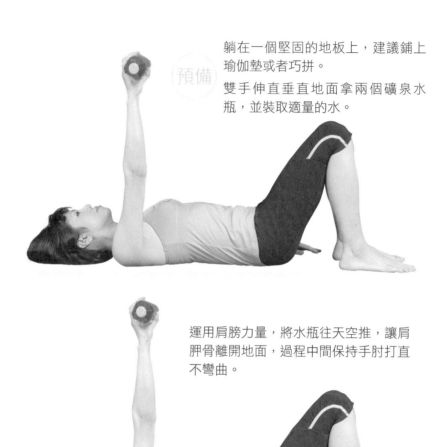

# 肩膀前推肌力訓練

預備

躺在一個堅固的地板上,建議鋪上瑜伽墊或者巧拼。

雙手伸直垂直地面拿兩個礦泉水瓶,並裝取適量的水。

運用肩膀力量,將水瓶往天空推,讓肩胛骨離開地面,過程中間保持手肘打直不彎曲。

注意肩胛骨離開地面

重複此動作 15 次,每次三組,每組中間可休息 30 秒。

# 俯臥背肌強化

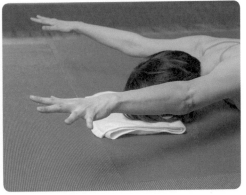

**預備** 趴在一個堅固地面上,可鋪上瑜伽墊或巧拼,如果想提升強度可以雙手抓握水瓶。

**1** 雙手手肘打直往頭上舉起,約與頭部呈現 45 度角(Y 型訓練)。

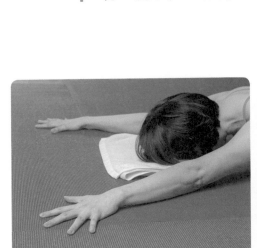

**2** 收縮上背部肌群,將手往天花板抬。注意兩側肩胛骨互相收縮靠近。

**重複** 此動作可做 10 次,每次可做三組,每組中間可休息 3 分鐘

**注意** 若是無法拿起水瓶者,可先空手做。

3 雙手平舉，手肘呈現 90 度，讓手掌高
度約和頭部等高（T 型訓練）。

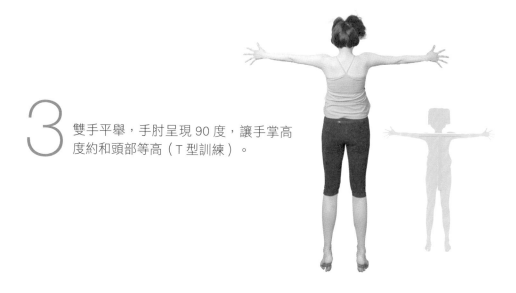

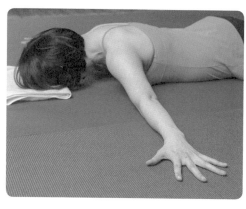 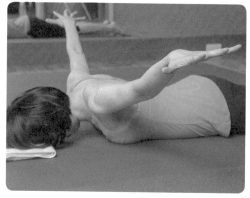

4 收縮上背部肌群，將手往天花板抬。
注意兩側肩胛骨互相收縮靠近。

 此動作可做 10 次，每次可做三組，每組中間可休息 3 分鐘。

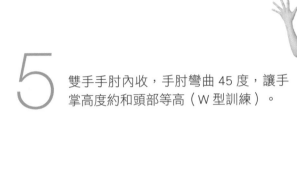

**5** 雙手手肘內收，手肘彎曲 45 度，讓手掌高度約和頭部等高（W 型訓練）。

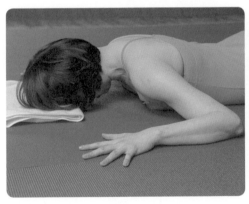 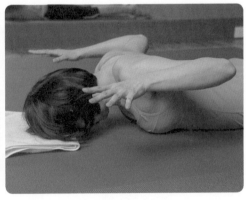

**6** 收縮上背部肌群，將手往天花板抬。
注意兩側肩胛骨互相收縮靠近。

 此動作可做 10 次，每次可做三組，每組中間可休息 3 分鐘。

# 靠牆肩推

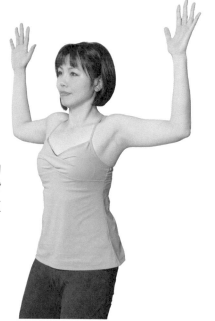

## 1

背對一個堅固的乾淨牆壁，保持約
30 公分距離。膝蓋微彎將整個上背
部與頭部貼平於牆壁，注意眼睛直
視前方。

## 2

雙手平舉，手肘彎曲 90 度讓整個手臂
連同手背平貼於牆壁。彎曲肩膀並同時
伸直手肘，將手掌往頭部方向高舉，盡
量舉到最高，注意此動作依然維持手
臂、手肘平貼於牆壁。

重複步驟 1 2，12 次，做三組，每組間休息 3 分鐘。

# 長跑老將
# 也需要肌力訓練

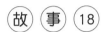
故 事 ⑱

　　蕭大哥是長跑界的長青樹，雖然已經七十歲了，但還是擔任慢跑社的社長，跑齡也超過 20 年了，平常帶領一群上了年紀的年長者征戰全台馬拉松，已經超過百餘場。

　　但今年開始，蕭大哥感覺到跑步的速度似乎無法像從前一樣快，不只容易疲勞，發生運動傷害的機率更是較去年多出許多，原本以為是自己跑步哪裡出了問題，問了專業教練之後才發現，原來蕭大哥真的只有跑步，而忽略了相當重要的「肌力訓練」導致種種的狀況發生。

　　經過專業教練指導之後，蕭大哥慢跑社也把肌力訓練列入日常的訓練菜單，不只蕭大哥感覺到跑步狀況比以前更好，許多社員更因此打破人生的跑步紀錄，大家這時才發現原來肌力訓練真的超重要！

# 強化下盤肌力

## 1

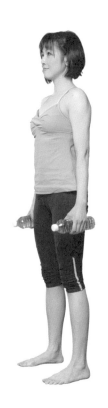

a. 雙腳打開與肩同寬，注意腳尖朝前並保持背部打平。

b. 雙手抓握水瓶，可視個人體能調整水瓶內水量。

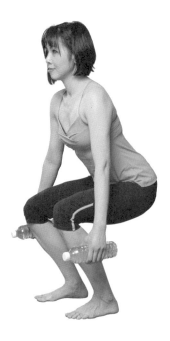

## 2

a. 雙眼直視前方，慢慢蹲下，想像自己要坐在一個椅子上，直到大腿與地面平行為止，注意背部打平，身體不過度前傾，初學者可能需要有教練在旁協助確認姿勢。

b. 起立回復到起始動作。

重複步驟 1 2，可做 12 次，做三組，每組中間休息 3 分鐘。

# 深蹲扛重量

> **注意** 深蹲之所以是訓練動作的『王者』，在於其動作過程中可以刺激到非常多的大肌肉群，例如：小腿、大腿及臀部，同時還可以誘發軀幹的穩定肌群來鍛鍊核心肌力。建議找專業教練指導。

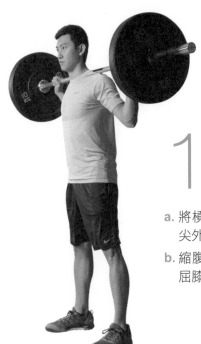

**1**

a. 將槓鈴背負在肩上，雙腳略大於肩寬，腳尖外轉 15 ～ 30 度。

b. 縮腹並保持身體中立姿勢，臀部向後推，屈膝，慢慢向下蹲至髖關節微低於膝關節。

**2**

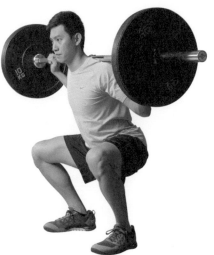

a. 臀部收，緩緩站起，保持肩關節與髖關節同步上升，不將膝關節往前推，也不將臀部向上翹起，回到起始位置。

b. 下降及起身過程注意膝蓋與腳尖略保持同方向，足跟應全程緊貼於地。

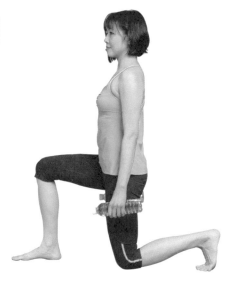

## 訓 練 ③
# 大步弓箭步訓練

# 1

右腳往前跨一大步,身體挺胸保持正直,雙手抓握水瓶,水量可依個人體能調整。彎曲雙腳膝蓋下蹲,使膝蓋呈現90度。

> **注意** 注意右腳膝蓋不超過腳尖,左腳膝蓋幾乎碰觸地面但不碰到,注意蹲下的同時身體呈現垂直上下運動,並沒有左右或者前後傾斜。

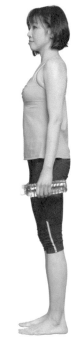

# 2

站起恢復立正動作。

重複步驟 1 ～ 2 動作 12 次,做三組,每組中間休息 3 分鐘。換左腳前跨步,重複步驟 **1 2**。

訓 練 ④
# 啞鈴分腿蹲

**注意** 分腿動作是構成跑步以及步行的主要元素,在負重狀況下維持平衡與產生推力,可以大大提升移動的控制能力。

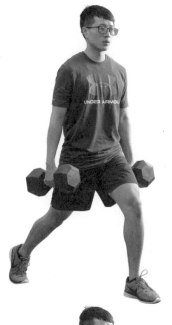

## 1

雙腳前後距離為一大步,腳寬約與肩同寬,身體保持中立姿勢,眼睛平視於前方,雙手握住啞鈴自然垂放身體兩側。

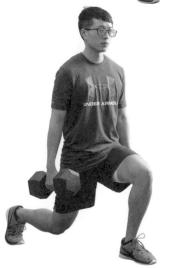

## 2

向下蹲,讓後腳膝蓋微碰觸地面,前大腿約與地板平行,前小腿概略垂直於地面,後腳膝蓋位於髖關節正下方,腳跟對向天花板,身體保持中立不前傾。雙腳同時用力撐起伸直,回到起始位。

# 養生村的困擾，
# 就是活動太多生活太充實

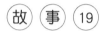

故 事 19

　　沈奶奶早年在美國擔任大公司的高階主管，主要負責管理財務與企業營運部門，在退休之後就回來台灣生活，為了不想造成子女負擔，所幸直接入住高級養生村，一切不需要人擔心；雖然今年已經八十三歲了，但是頭腦還是一樣靈光，如果要討論事情，可是一點都不輸年輕人！

　　而平常的生活非常的忙碌，一下子要郊遊，一下子上音樂課之後在健身房還有瑜伽課程，晚上還有書法研習會，子女要探望還要特別安排時間呢！問沈奶奶最喜歡生活中哪個部分，她毫不考慮地說，瑜伽！

　　因為可以讓身體更健康，遠離疲勞痠痛跟運動傷害，更可以和好多朋友一起練習，讓她感覺到非常快樂！唯一的缺點就是運動也是要適量，不能一下子做太多，不然沈奶奶可真想整天都待在瑜伽教室不出來。

# 舒展背筋法

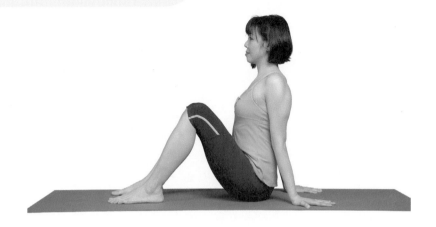

**1** 坐在一個堅固的地板上並鋪上瑜伽墊，
腳尖朝前踏穩地面。

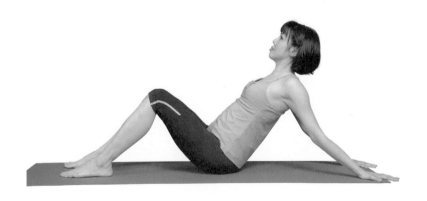

**2** 手放在身後手掌撐地，注意手指朝背後，盡
量將手遠離身體使肩膀與背部充分伸展，同
時注意腹肌收縮背部打平不可彎曲。深呼吸 5
次後恢復成一般坐姿。

# 進階版 桌子運動

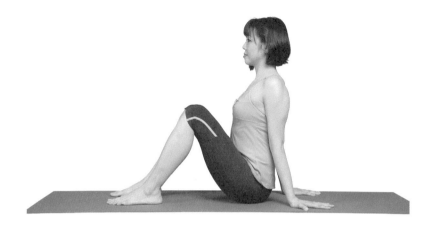

**1** 坐在一個堅固的地板上並鋪上瑜伽墊，
腳尖朝前踏穩地面。

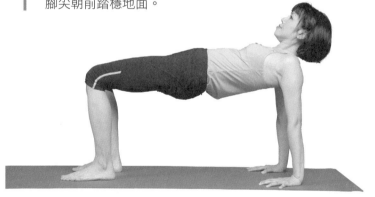

**2** 手放在身後手掌撐地，注意手指朝腳尖，利用肩膀、腹部
與腿部力量將身體撐起呈現桌子的形狀（肩膀與膝蓋呈現
90 度），同時注意腹肌收縮背部打平不可彎曲。深呼吸 5
次後恢復成一般坐姿。

**注意** 若有肩膀問題
需避免做此動作。

# 進階版 反棒式運動

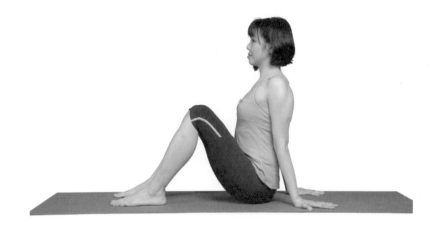

**1** 坐在一個堅固的地板上並鋪上瑜伽墊,
腳尖朝前踏穩地面。

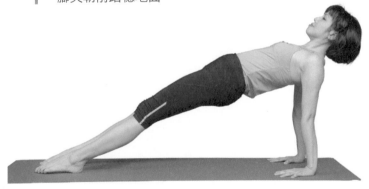

**2** 手放在身後手掌撐地,注意手指朝腳尖,利用肩膀、腹部
與腿部力量將身體撐起呈現斜板的形狀,此時肩膀呈現 90
度,並保持整個軀幹打平。深呼吸 5 次後恢復成一般坐姿。

> **注意** 若有肩膀問題
> 需避免做此動作。

訓 練 ④
## 樹式

預備　雙腿與肩同寬，站在堅固的
地面上，建議鋪上瑜伽墊。

注意　若是平衡感不好，
建議可扶牆壁或者椅背。

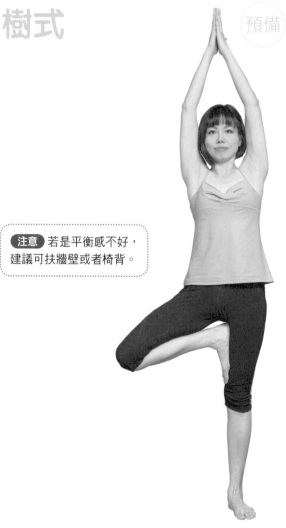

a. 左腳單腳站立，右腳彎曲依據當天狀況與能力向上收至左腳內
　緣（可於腳踝、小腿、大腿等處，並且避免採於膝蓋內側），
　注意將髖關節打開，站穩後將雙手合於胸前，深呼吸 10 次。

b. 吸氣，雙手從身體兩側向頭部抬起，當兩手抬到頭部上方，雙
　手合十，身體向上延伸，維持 10 秒鐘，然後恢復站立姿勢。

c. 換成右腳，重複步驟。

# 老煙槍又愛唱歌──
## 試試胸腔肌力訓練

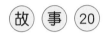

故 事 20

　　有點駝背的徐伯伯熱愛唱歌，七十五歲的他如果不在家，就一定可以在村里的 10 元投幣唱歌機前面看到徐伯伯正拿著麥克風，手舞足蹈的陶醉在音樂的世界中，日前受到蘇珊大嬸的故事所激勵，正加緊腳步希望自己可以報名歌唱大賽，一圓年少時當歌手的夢想。

　　但徐伯伯因為早年抽菸再加上有點駝背的關係，導致肺活量並不是太好，雖然已經戒菸 10 年了，但對於某些高難度的歌還是難以掌握，更無法連續唱三首歌以上，經由專業的歌唱老師評估過後，先教徐伯伯「胸腔運動」，持續訓練了兩週，果然進步超多，雖然技巧差不多，但起碼唱起來更順，也能夠連續唱半小時也不會喘了！

訓 練 1

# 風車旋轉運動

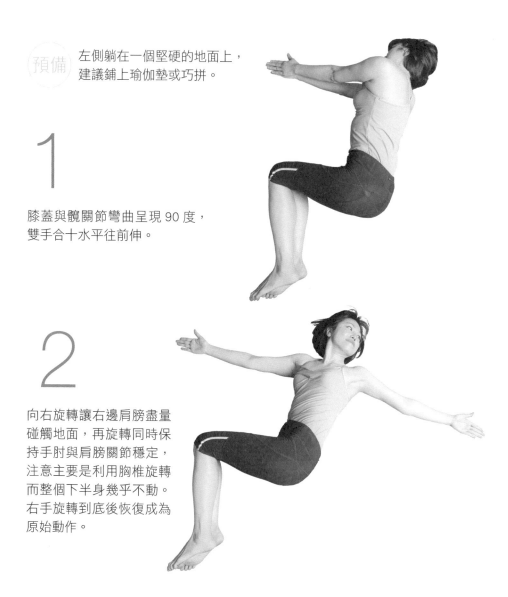

預備　左側躺在一個堅硬的地面上，
建議鋪上瑜伽墊或巧拼。

## 1

膝蓋與髖關節彎曲呈現 90 度，
雙手合十水平往前伸。

## 2

向右旋轉讓右邊肩膀盡量
碰觸地面，再旋轉同時保
持手肘與肩膀關節穩定，
注意主要是利用胸椎旋轉
而整個下半身幾乎不動。
右手旋轉到底後恢復成為
原始動作。

　重複步驟 **1 2**，做 15 次，每次三組，每組中間休息 3 分鐘。

# 訓 練 2
# 反向胸椎飛鳥訓練

預備　雙腿與肩同寬，雙手抓握水瓶，並根據個人體能裝取適量的水。

1　膝蓋微彎，髖關節彎曲身體微微後坐，上半身前傾並保持背部打平，雙手抓握水瓶自然下垂。

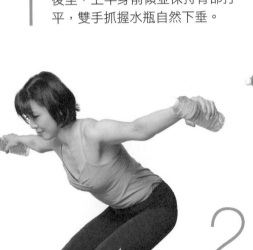

2

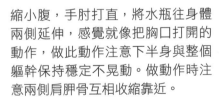

縮小腹，手肘打直，將水瓶往身體兩側延伸，感覺就像把胸口打開的動作，做此動作注意下半身與整個軀幹保持穩定不晃動。做動作時注意兩側肩胛骨互相收縮靠近。

重複　重複步驟 1 2，做 12 次，做三組，每組中間休息 3 分鐘。

# 上山下海的健走運動
# 一定要搭配的腿部肌力特訓

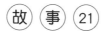

故 事 21

　　黃大哥一直以來都有運動的習慣，雖然今年已經六十五歲了但還是非常健康，現在最喜歡的運動就是健走，台灣的各大健走路線早已征服無數次，最愛有山有海的阿朗壹古道，黃大哥常建議大家，健走運動是最好的運動，空氣好，風景好，健行朋友人又好，非常享受在大自然散步的感覺，不只身體健康，心理面也覺得很滿足！好像很多雜念都被洗乾淨了一樣！

　　而今年給自己一個最大的挑戰，就是跟老婆一起報名了兩個月後的歐洲瑞士的十天健走活動，用登上全歐洲漂亮的少女峰來慶祝結婚 40 周年紀念！而為了能夠讓整個行程順利，現在黃大哥每天都帶著老婆加強訓練，不只兩人的體能更好，更因為有共同的目標話題變多了，感情又更好了！

# 側蹲

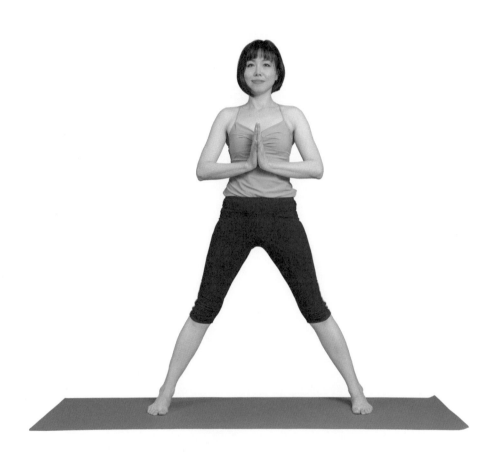

1　雙腿打開約為兩倍肩寬，上半身挺胸保持正
直，雙手置於胸前。

2

縮小腹，上半身微微前傾，屁股
後坐，將重心移置右腿下蹲，直
到大腿平行於地面。

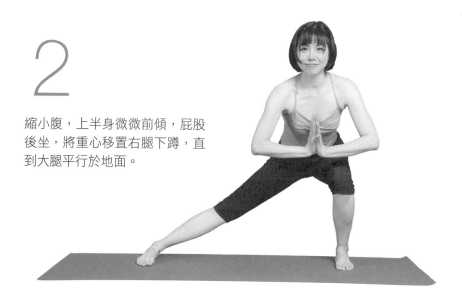

3

恢復成步驟 1 姿勢，再換成
右腿下蹲。

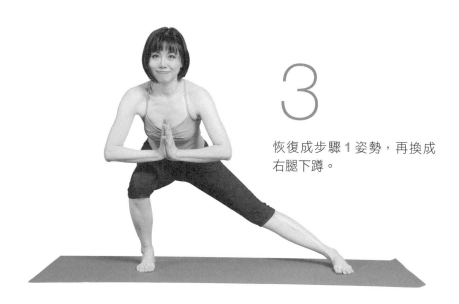

重複步驟 2 3，兩邊各坐 12 下，每次三組，每組中間休息 3 分鐘。

# 保加利亞深蹲

**預備** 站在一個穩定且堅固的地面，需要搭配一個
約膝蓋高度的椅子或者堅固不會滑動的物體。

1 採站姿，雙腳打開與肩同寬，並將
一腿往前站，左膝關節微微彎曲，
同時右腳腳尖置於後方的椅子上，
抱胸置於胸前。

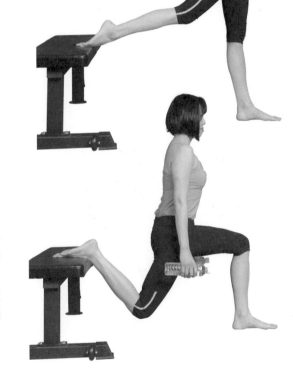

2

a. 縮小腹並保持身體正直，
眼睛看向正前方。深吸氣
時慢慢彎曲右膝，讓它幾
乎碰到地面。

b. 再慢慢伸直前腳回復至
開始位置，保持身體穩
定不晃動。

**重複** 重複步驟 1 2，做 12 次，每次三組，每組之間休息 3 分鐘，結束後
左右腳交換訓練。

# 上膊爆發力訓練

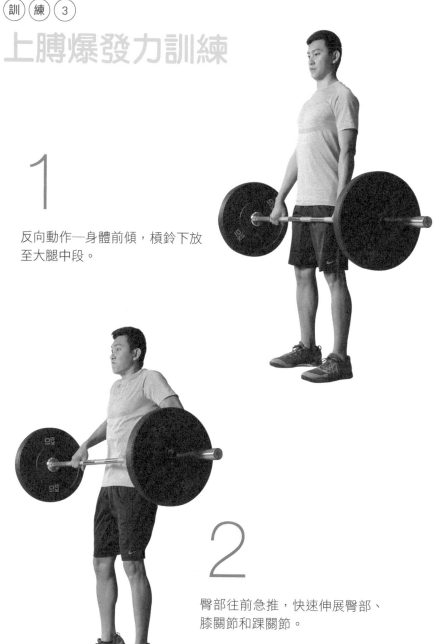

1

反向動作—身體前傾，槓鈴下放
至大腿中段。

2

臀部往前急推，快速伸展臀部、
膝關節和踝關節。

3

伴隨雙手高拉，聳肩，槓鈴盡量貼近身體。

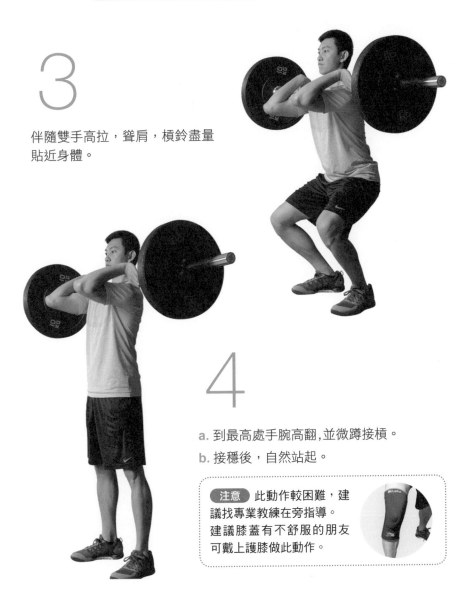

4

a. 到最高處手腕高翻，並微蹲接槓。

b. 接穩後，自然站起。

# 附 錄

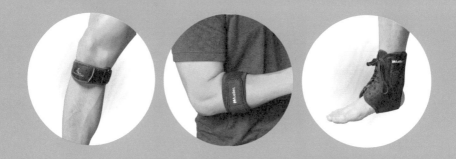

# 常見的輔助工具：護具

　　護具，也就是大家常常在醫療用品店，或在運動用品店可以見到的護膝、護腰、護腳踝等等的產品；有的時候是醫生會推薦使用，有的時候是醫療器材行的店員會推薦使用，而更多的時候是三五好友互相推薦使用，那究竟這個護具，對我們身體真的是很好的東西嗎？會不會有什麼副作用？

## 一般護具的材質

　　一般來說，主要分為兩種，分別是棉質布料和類似潛水衣的 Neoprene。前者比較天然透氣容易排汗，也比較輕薄，比較受年長者的喜愛；後者的壓縮力量比較強，雖然較不環保，但適合需要強力包覆的狀況，在運動場合常常可以看到此類材質的護具。但這兩種材質也沒有一定用在哪些狀況，主要還是看護具設計的用途而定。

### 一般要穿戴多久？

很多人因為護具穿戴起來感覺很舒適，就一直穿戴下去了，殊不知穿戴太久造成皮膚不適，還有些許勒痕，反而阻礙血液循環。一般來說。建議穿戴 1～2 小時，就要將護具拿下來休息個 30 分鐘，再將護具穿上，而睡覺的時候除非接獲醫師指示，不然護具都不應該穿戴著睡覺的歐！

### 該怎麼挑選護具呢？

筆者建議，就跟買衣服一樣，雖然現在網路很發達，但是還是要實際走一趟實體店面，實際的穿戴最準！

除了最基本的尺寸要注意之外，更要詢問專業人士（醫師、物理治療師、運動防護員或者店員），明確表達自己的需求，例如膝蓋需要保暖，就不需要用到手術專用的膝蓋保護支架。藉由專業人士的解說和自己實際的試穿後，通常就不會有太大的問題了！

如果在吹毛求疵一點，可以上網搜尋相關網路評價，不只是護具本身，更是品牌本身是否是專業的護具製造商，有無相關的認證等等，多蒐集一些資訊才能確保自己用到最適合且最安全有效的護具歐！

## 什麼樣的情況下我們會使用到護具？

**· 開完刀：**

　　一定要使用護具保護開刀的部位，有的時候甚至會使用石膏固定，為的就是避免二度傷害，完整的保護開刀以及受傷的部位。

　　此時，一定要好好遵照醫師的指示使用護具，某些特殊情況還要隨時做護具的調整，例如開完膝關節護具會穿上有「角度限制」的護具，就會根據專業物理治療師的復健過程逐漸的調整角度，直到恢復成正常的膝關節狀態。

**· 運動傷害：**

　　所謂的運動傷害，就是一般常見的扭到腳踝，腰閃到或是家庭主婦常見的「媽媽手」等，通常我們遇到這些情況，如果狀況不嚴重也不一定會去看醫生，可能就是自己休息讓身體自己好。

　　而無論是否看醫生，此時配合護具的使用都會有一定的效果，起碼讓不穩定的關節更穩定以避免二度受傷，讓疼痛感降低，提升局部溫度促進血液循環等等，其實還是會有一定的作用。但關鍵就在於要選對真正適合的護具，配合正確的用法與穿戴時間，所以建議還是要先徵詢專業人士的意見，才能發揮最大的效用。

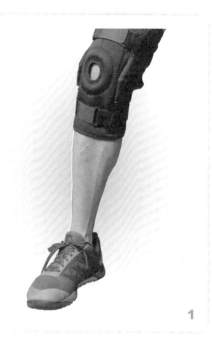

1

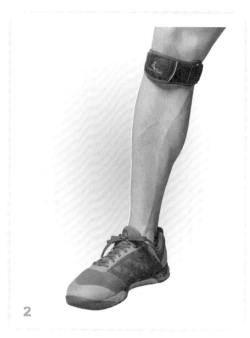

2

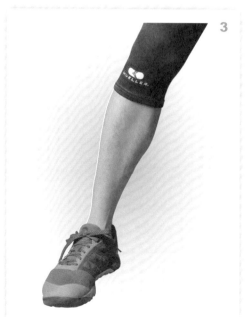

3

**1.** 一般手術之後，需選擇側邊有金屬支架的護具較為安全。

**2.** 此為髕骨帶，針對運動族群好發的跳躍膝症狀使用。

**3.** 一般棉質布料的護具相當舒適且透氣，適合一般大眾使用。

肌力壯了就不老

## ．姿勢不良：

最常見的護具莫過於矯正脊椎側彎了，還有矯正坐姿的坐墊或者腰背部枕頭墊，能讓坐姿更加正確且舒服。另外，大拇趾外翻的矯正器或扁平足救星的足弓支撐器；客製化訂製的醫療鞋墊，都屬於這類的護具。

這類的產品一般都需要有醫療背景的專業人士來協助挑選，在美國稱為矯形師或者足科矯形師（Orthotist & Prosthetist），這些人士甚至還會做義肢，雖然在台灣地區其實沒有相關的認證，但一般民眾依然可以向醫師或者物理治療師徵詢相關專業意見。

若有足部相關問題或需求，中部的「財團法人鞋類暨運動休閒科技研發中心」會是各位民眾尋求幫助的好地方。

## ．疲勞無力：

因為身體老化，或因受傷，也可能是單純由於不運動而導致肌肉力量下降，造成腿部無力，走路走不久，上下樓梯日漸困難，又或者整個腰背部打不直，逐漸形成駝背的樣子，也造成身體平衡與穩定下降更容易跌倒。

此時，如果使用護具包覆住相關部位，例如護腰，確實可以穩定該部位讓肌肉更好發力，協助挺直腰背，就可以從事相關的運動。此時護具扮演的角色，就好像一隻隱形的手隨時扶在老人家的旁邊，也會給予相對的安全感。但要特別注意，若

是不藉著運動將身體本身的肌肉力量提升，護具一拿掉可能還是很難把腰背挺直的！

· 保暖：

　　特別是冬天的時候、清晨運動的時候，有著像氣象台一樣的膝蓋等等，確實多包覆一層護具就像多穿一層衣服一樣（特別有些護具還很厚），此時護具可以提供保暖的功能，提升局部的血液循環也提升代謝，就很像在運動前所做的熱身運動。

　　當組織溫度提升的時候，可以預防運動傷害也提升運動表現，白話文來說，就是手腳比較好施展開，而對於某些身體不適的部位，提升組織循環代謝，也可以降低不舒服的感覺喔！

· 其他：

　　就是各種原因戴上護具，可能因為親友推薦試試看，可能看電視介紹好像不錯，或者近年來身體保健觀念抬頭，想要預防身體運動傷害，也可能是因為戴上比較好看？

　　總之各種原因戴上護具，其實也沒有好或者不好，只要正確認識護具，使用護具，確實可以協助提升生活品質喲！

## 護具的好處有哪些呢？

### ‧提升穩定度

特別是針對不穩定的關節，或者開完刀的部位，而這也是護具非常重要的一個力學影響因素，可以幫助走路走得更加平穩，避免再次的扭傷。

### ‧避免二度受傷

如同上述提到的，可以避免不穩定關節的再次受傷，針對受傷的肌肉組織護具也有很好的保護效果，例如腿部肌肉拉傷或機件有輕微撕裂傷，護具都可以提供一個安穩的保護效果，除了避免二度傷害更可以促進組織更快復原。

### ‧預防運動傷害

這裡是指在沒有受傷的狀況下穿戴護具，但是我們可以在運動之前，藉由護具來保護身體，特別是從事強度較高的運動時，適時的穿戴護具可以讓人更健康的享受運動的樂趣。

### ‧矯正

藉由護具的物理特性，將身體調整到較正確的姿勢，可以避免不良姿勢的惡化，可以舒緩一些疼痛不適感。建議如果需要用到此類型的護具的朋友，一定要好好配合專業的醫療人員做相關的復健治療，這樣身體復原的狀況才會比較快，可千萬別認為只要穿戴護具身體自然就會好了喔！

## ．舒緩疼痛

想像一下，如果你閃到腰第一個動作會是什麼？是不是立刻用手去扶住你受傷的腰部？其實這個身體的本能是一個神經感覺的機制，叫做「門閥理論（Gate Control Theory）」。簡單來說，一般受傷的時候，我們都會感覺到身體某處疼痛，但我們可以藉由護具的「壓」的感覺蓋過受傷「痛」的感覺，輸入到大腦，讓疼痛感降低。

## ．促進代謝

藉由提升局部的溫度，可以提升局部的代謝，或者是藉由類似靜脈曲張壓力襪的「漸進式壓力梯度」將護具壓力由足部經由小腿到膝蓋遞減，如此就可以提升下肢的血液循環，而不只是護具，現在很流行的腿套或運動壓力褲，也可以看到類似概念的設計。

## ．給予安全感

是的，這是本體感覺的輸入，護具有時候只是輕輕包覆在身體表面，並沒有過於強烈的壓力，但就像做一隻隱形的手一樣，扶在我們受傷或者不適的部位，給予支撐，讓我們的身體更敢去做些運動，進而獲得運動的好處。

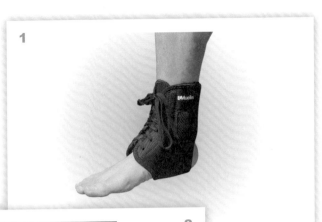

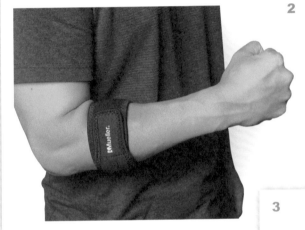

1. 加了鞋帶的護踝，非常適合重複性腳踝扭傷的人使用。

2. 網球肘護具不只給運動員，一般工作或者需要大量使用到手部動作的家庭主婦也很需要。

3. 壓縮襪通常在足部的部位有著最高的壓力，然後依序向上遞減，如此可以協助循環代謝，提升血液組織液等回流效率。

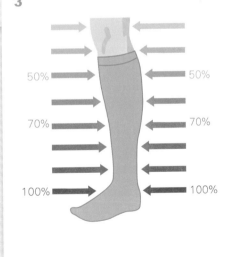

附錄

## ·誘發肌力

　　各位朋友不曉得有沒有看過醫院的復健師或相關專業人士，會用手碰在病患要活動的部位上，除了口令引導動作之外，更藉由皮膚的刺激讓該部位的肌肉收縮用力，進一步把整個動作做完，這就是誘發肌肉力量的一種方式。

　　而護具也同樣可以達到一樣的效果。可能只是單純的包覆，也可能在護具上有些特殊的材質或者配件，可以刺激相關的肌肉，進一步誘發動作達到運動的效果。

## 膝蓋有洞的護具跟沒洞的差別在哪邊啊？

透氣跟不透氣？這當然是其中一種區別！

但其實最主要的差別在於適應症！如果膝蓋有慢性的損傷或者不適，通常會需要保暖提升組織溫度的護膝，此時就可以挑選沒有開洞的護膝會比較好；如果膝蓋髕骨（Patella）有問題，可能是有內／外側偏移或者是髕骨軟化症（Chondromalacia Patellae）等相關症狀。通常建議選擇開洞式的護膝，可以將髕骨固定在比較正確的位置，也可以避免多餘的壓迫造成膝蓋不舒服。

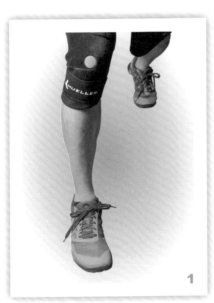

1

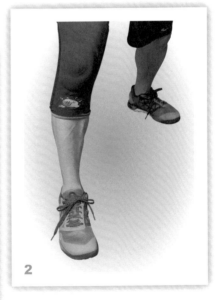

2

1. 有洞的護具

2. 無洞的護具

## 護具的副作用？

其實一般來說護具並不會有什麼副作用，除非穿戴時間過長，有可能引起皮膚發癢不適，或是包覆太緊，阻礙了血液循環而引起其他的問題。

除了以上兩點之外，最常被民眾問到的問題是：

### 戴上了護具之後，以後就要一直戴？

答案是否定的，因為護具只是一個輔助產品，並不是必需品，即便是開刀過後的病人，護具也只是個過渡時期的保護用具，並不會一輩子都需要穿戴。針對一般人而言，如果身體狀況良好，沒特殊需求的話，確實是可以不用戴護具運動的喔！

### 護具會造成肌肉萎縮嗎？

這也是一個很經典的問題，答案是：你會不會肌肉萎縮跟護具沒有太大關係，跟你有沒有運動，有沒有使用該部位的肌肉比較有關係！

如果你穿戴上了護具，讓原本不太運動的你踏上了公園開始走路，讓原本不太敢活動的膝蓋開始活動，這樣護具反而是幫助你「避免萎縮」，所以，關鍵在於各位朋友，要記得去運動喲。

護具是一個很棒的「輔助工具」，必須藉由專業人士的介紹，選擇正確且適合自己的護具才能夠發揮最大的效果！但注意，這畢竟是輔助工具，真正讓身體健康的關鍵，還是必須回到自己身上，必須建立良好且健康的生活習慣，充足且均衡的飲食，規律且適度的運動，愉快的社交生活，完成有成就感的目標等，都是幫助年長者提升生活品質最根本的因素歐！

**文經社**

■ Health 008

**肌力壯了，就不老：打造 40 後的健康人生**

作　　者｜林冠廷
主　　編｜謝昭儀
副 主 編｜連欣華
校　　對｜林冠廷、謝昭儀、 徐緯珍
美術設計｜游萬國
出 版 社｜文經出版社有限公司
模 特 兒｜鄧晴勻（Kira）、張詩銓、周彥宏

**總社‧業務部**

地　　址｜241 新北市三重區光復一段 61 巷 27 號 11 樓（鴻運大樓）
電　　話｜(02)2278-3158、(02)2278-3338
傳　　真｜(02)2278-3168
E - m a i l｜cosmax27@ms.76.hinet.net

法律顧問｜鄭玉燦律師
電　　話｜(02)291-55229

發 行 日｜2017 年 7 月 初版一刷
定　　價｜新台幣 320 元

Printed in Taiwan
若有缺頁或裝訂錯誤請寄回總社更換
本社書籍及商標均受法律保障，請勿觸犯著作法或商標法

國家圖書館出版品預行編目 (CIP) 資料

肌力壯了，就不老：打造40後的健康人生 / 林冠廷作. -- 初版.
-- 新北市：文經社，2017.07
　面；　公分 . -- (health；8)
ISBN 978-957-663-758-2( 平裝附影音光碟 )

1. 健身運動 2. 體能訓練 3. 中老年人保健
411.71　　　　　　　　　　　　　106008679

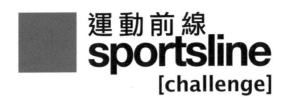

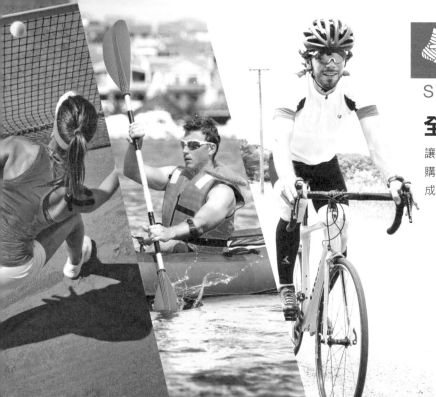
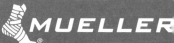

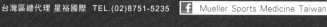
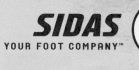